Bibliografische Information der Deutschen Nationalbibliothek:

Die Deutsche Bibliothek verzeichnet diese Publikation in der Deutschen Nationalbibliografie; detaillierte bibliografische Daten sind im Internet über http://dnb.d-nb.de/ abrufbar.

Impressum:

Druck und Bindung: Books on Demand GmbH, Norderstedt Germany
ISBN: 9783668512535

Dieses Buch bei GRIN:

http://www.grin.com/de/e-book/371998/faszien-das-netzwerk-des-koerpers

Rico Anders

Faszien, das Netzwerk des Körpers

Konzeptentwicklung für ein alltagsgerechtes Training zur Prävention von gesunden Faszien

GRIN Verlag

Inhaltsverzeichnis

Abbildungs- und Tabellenverzeichnis

Abkürzungsverzeichnis

ASTE	Ausgangsstellung
BIA	Bioelektrische Impedanzanalyse
Lig.	Ligamentum (Band)
LWS	Lendenwirbelsäule
M.	Musculus (Muskel)
PNF	Propriozeptive Neuromuskuläre Fazilitation
Proc.	Processus (Knochenvorsprung)
SMR	Self Myofascial Release

1 Einleitung

Faszien, das „Gewebe des Lebens“ – mit dieser Bezeichnung werden die bindegewebigen Strukturen seit ein paar Jahren assoziiert. In der Vergangenheit wurden sie jedoch nur als „Verpackungsmaterial“ des Körpers gesehen und mit keiner differenzierten Funktionalität in Verbindung gebracht. Dabei umfasst der Begriff „Faszie“ nicht nur die feinen, milchweißen, den Körper netzwerkartig durchziehenden Häute, sondern auch Sehnen, Bänder, Gelenkskapseln, Knochen- und Hirnhäute, Muskelummantelungen und Organhüllen (vgl. Schmidt 2016: 34 ff.). Bis zu 20 Volumenprozent besteht der Körper aus dem wichtigen Gewebe, das für die Fortbewegung, muskuläre Kraftübertragung und Körperwahrnehmung mitverantwortlich ist (vgl. Schleip, Bayer 2015: 24). Besonders Schmerz- und Bewegungsrezeptoren lokalisieren sich nach neusten Forschungsergebnissen in den Faszien, sodass die Oberflächen- und Tiefensensibilität weniger in den Muskeln, sondern in den bindegewebigen Anteilen entstehen. Dadurch spielen sie bei therapeutischen Maßnahmen eine wichtige Rolle.
Des Weiteren kommunizieren Faszien über immunologische Faktoren und sind eng an das vegetative Nervensystem gekoppelt. Das fasziale Gewebe ist demnach ein Sinnesorgan und ermöglicht erst die Eigenwahrnehmung und das Körperbewusstsein eines Menschen (vgl. Schmidt 2016: 35). Der führende Faszienforscher Robert Schleip reflektiert: „Faszien – vom Aschenputtel der Orthopädie zum Superstar der wissenschaftlichen Forschung.“ (Cavelius et al. 2015: 12)

Stellt man sich den Querschnitt einer Zitrone vor, so hat man einen guten Vergleich zum Fasziennetzwerk. Die Bindegewebshäute durchdringen den Körper in sämtlichen Geweben in ähnlicher Form. Sie umhüllen Organe, Muskeln, Knochen und sogar Nervenbündel. Wie auch die Membranen der Zitrone enorm viel Flüssigkeit speichern, dient das Bindegewebe als Flüssigkeitsreservoir von ca. einem Viertel des gesamten Körperwassers (vgl. Schleip, Bayer 2015: 24). In der folgenden Abbildung ist der Oberarm schematisch durch den Querschnitt einer Zitrone dargestellt.

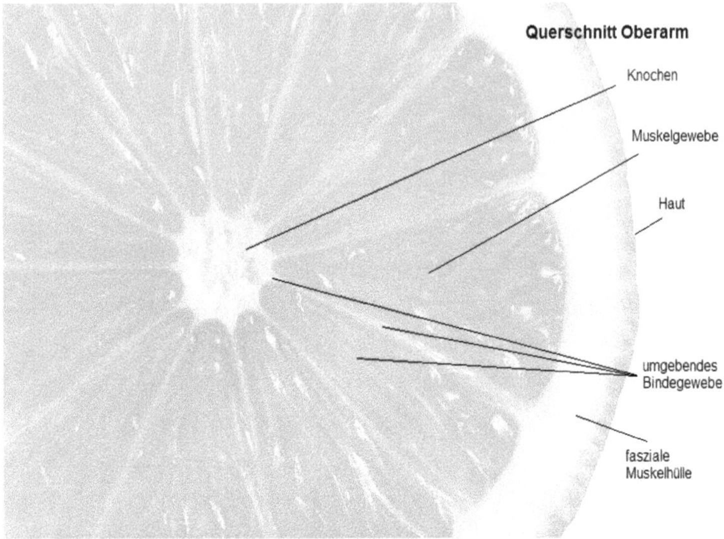

Abb. 1: Faszienschichten – Analogie zur Zitronenarchitektur (eigene Darstellung)

Die äußere Schicht kennzeichnet die Epidermis (Haut). Als zweite Gewebsebene ummanteln die Fascia superficialis (Oberflächenfaszie) und die tiefer gelegene Fascia profunda (verschiebliche Tiefenfaszie) den Muskel. Die oberflächliche Bindegewebsschicht gibt der Muskulatur die Form und den Halt, währenddessen die tiefere Verschiebeschicht den Muskelfasern das Gleiten unter der Haut ermöglicht. Die Unterteilung von Muskel, Muskelfaserbündel und Muskelfaser wird ebenfalls von feinen, dünnen Bindegewebshüllen realisiert. Die innerste Schicht bildet der Knochen mit seiner faszialen Knochenhaut (Periost) (vgl. Slomka 2014: 32 ff.).

Schon durch diese kleine Einführung lässt sich erahnen, dass das Bindegewebe, das „Gewebe des Lebens“, noch viele revolutionäre Erkenntnisse in Forschung und Therapie offenbaren wird.

2 Ziel und Fragestellung der Arbeit

Faszien sind im Fitness- und Gesundheitssektor ein junges und unerforschtes Themengebiet. Die Therapie und Forschung befinden sich noch am Anfang. In dieser Literaturarbeit soll die Bedeutung von Faszien aus den neusten Forschungserkenntnissen erarbeitet werden. Das Ziel ist die Entwicklung eines alltagsgerechten Konzepts für ein Faszientraining, welches die allgemeine Beweglichkeit und das Körpergefühl verbessert. Es wird außerdem der Frage nach fasziengerechten Trainingsprinzipien nachgegangen, wobei die Erfassung der aktuellen Studienlage einen wichtigen Schwerpunkt darstellt.

Der erste Abschnitt der Bachelorarbeit bildet auf Grundlage eines Literaturreviews die Basis für die Entwicklung des Konzepts. Zunächst wird ein geschichtlicher Überblick über die Anfänge der Faszienforschung gegeben. Darauf folgend werden anatomische und physiologische Grundlagen des Bindegewebes erläutert. Das Tensigrity-Modell soll im Anschluss die funktionelle Relevanz der Faszienketten im Körper verdeutlichen. Zum Ende des theoretischen Teils werden fasziale Störungsbilder und strukturelle Einschränkungen beschrieben.
Den zweiten Teil der Arbeit bilden die Erfassung des aktuellen Forschungsstandes und die Analyse ausgewählter Studien, sowie die wissenschaftliche Grundlage des Faszientrainings. Anschließend werden die Trainingsprinzipien abgeleitet und praktisch unterlegt. Aktuelle Therapieformen werden ebenfalls vorgestellt und mit den analysierten Ergebnissen vergleichen. Aus diesem Datenpool wird dann ein Konzept zur Faszienprävention erstellt, welches als evidenzbasiert bewertet werden kann.
Den Abschluss der Bachelorarbeit bilden eine Zusammenfassung und ein Ausblick für weiterführende Themengebiete der Faszien.

3 Theoretische Basis

3.1 Anfänge der Faszienforschung

Schon im 19. Jahrhundert wurden Faszien untersucht. Einer der ersten Forscher auf dem Gebiet war der Begründer der Osteopathie Andrew Taylor Still (1828-1917). Er arbeitete in den USA ohne förmliche Ausbildung als Feldarzt und Naturheiler auf Basis der medizinischen Inhalte, die ihm sein Vater (Arzt) vermittelte. 1870 begann er im Selbststudium mit anatomischen Studien und entdeckte die Wirkungen von manueller Arbeit am menschlichen Körper. Daraus entwickelte Still seine Prinzipien für die Aktivierung der Selbstheilungskräfte des Körpers durch Berührung und Bewegung (Osteopathie). Still betonte schon damals: „Beim Studium der Faszien werden sich mehr reichhaltige und goldene Einsichten auftun als bei irgendeinem anderen Aspekt des Körpers." (Slomka 2014: 28)

Eine weitere wichtige Impulsgeberin für die Faszienforschung war Ida Rolf (1896-1979). Sie studierte Biochemie in den USA und setzte sich intensiv mit alternativen Heilverfahren (Osteopathie, Chiropraktik, Homöopathie) auseinander. Rolf nutzte die Erkenntnisse und den Behandlungsansatz von Still und entwickelte ihre eigene Methode, das sogenannte „Rolfing" (vgl. Schleip, Bayer 2015: 36 ff.). Innerhalb von 10 Therapieeinheiten sollte das Bindegewebe durch manuelle Körperarbeit so beeinflusst werden, dass Bewegungen leichter, die Atmung freier und die Spannungen im Körper weniger wurden. Das Grundprinzip nannte Rolf „Strukturelle Integration" (vgl. Hoffmann 2013: 3).

Zeitgleich publizierte der österreichische Histologe Alfred Pischinger (1899-1983) den menschlichen Körper als ein sich selbst regulierendes, vernetztes System, welches in verschiedene Arbeitszentren gegliedert ist. Das fasziale Netz übernahm in diesem Modell die essentielle Rolle des Informationsmediums. Lebenswichtige Funkionen, wie Blutdruck oder Immunabwehr, würden durch biochemische Botenstoffe auf zellulärer Ebene reguliert werden. Die einzelne Zelle könnte ohne ihr Arbeitsmilieu (das umgebende Bindegewebe) keine Funktionen im Körper erfüllen. Die umgebende Matrix ist nach Pischinger eine dynamische, lebende Komponente, wodurch elektrische Impulse und alle freien Substanzen im Körper zur Zelle gelangen. Dieses Bild vom menschlichen Körper sollte als „System der Grundregulation" bekannt werden (vgl. Schleip, Bayer 2015: 36 ff.).

Trotz dieser wichtigen Entdeckungen und Ansätze wurde das Bindegewebe von der Mehrheit der Mediziner weiterhin als Füllmaterial des Körpers gesehen. Die Sportwissenschaften legten andere Schwerpunkte und forschten in Richtung Trainingssteuerung, Dehn- und Stabilisationstechniken (vgl. Slomka 2014: 20 ff.). Doch auch durch das Fehlen passender Messgeräte verschwanden die Faszien aus dem wissenschaftlichen Interesse. Erst in den letzten Jahren wurden innovative neue Techniken in der Ultraschalltherapie und der Mikro-Endoskopie entwickelt, sodass hochauflösende Kameras nun sogar bindegewebige Strukturen darstellen können (vgl. Klinger, Schleip 2016: 15). Der aktuelle Forschungsstand wird in dieser Arbeit ebenfalls vertieft dargestellt.

3.2 Anatomisch-physiologische Grundlagen

Das Bindegewebe in unserem Körper ist erstaunlich vielfältig und hat sich nach lokaler Belastungsdichte entsprechend spezialisiert. Um einen Überblick von Faszienaufbau und –funktionen zu erlangen wird in diesem Kapitel die Histologie des faszialen Bindegewebes erfasst und im Zusammenhang mit der Körperbewegung analysiert. Das Modell der Faszienketten (Tensegrity-Modell), der Einfluss vom Bindegewebe auf die Schmerzentstehung und fasziale Störungsbilder werden ebenfalls thematisiert.

3.2.1 Das Bindegewebe und Faszienanatomie

Sucht man nach einer einheitlichen Definition von „Bindegewebe“, so wird man nach einer Recherche nur zu einem Schluss kommen: Das Bindegewebe ist eine Art Universalbaustoff im Körper. Ein System, das den Körper, wie in der Einleitung veranschaulicht, in sämtlichen Arten durchdringt und einhüllt. Dabei sind die Fasern von elastisch bis straff, von dicht bis locker verknüpft so vielgestaltig, wie die Funktionen, welche sie im menschlichen Körper zu leisten haben. Seit dem ersten Weltkongress zur Faszienforschung 2007 werden unter dem Begriff „Faszien“ das Bindegewebe im Bewegungsapparat und die festen Organhüllen zusammengefasst. Dabei unterscheiden sie sich in Funktion und Bautyp je nach lokaler Belastung. Doch die Basis von allen Faszien sind die 4 Bausteine: Kollagen, Elastin, spezielle Bindegewebszellen und eine wässrige Grundsubstanz (Matrix) (vgl. Schleip, Bayer 2015: 18 f.).

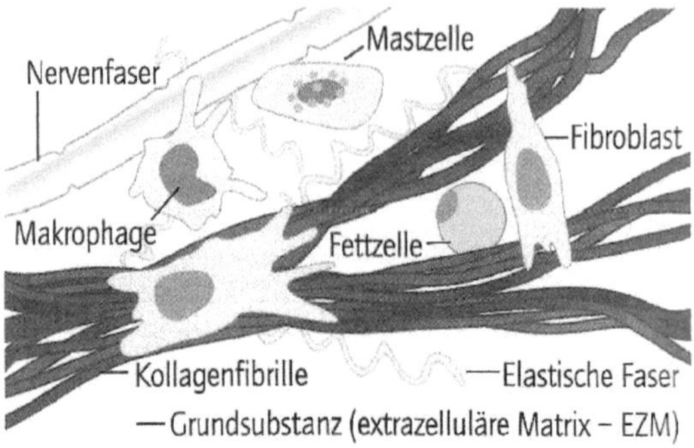

Abb. 2: Bestandteile des Bindegewebes (Slomka 2014: 38)

Kollagen:

Kollagenfasern sind die „Fasern der Form". Diese Strukturproteine sind mit 30 Prozent Bestandteil jedes Menschen und werden in der Embryonalentwicklung als erstes gebildet und ausdifferenziert. Deshalb unterscheidet man viele verschiedene Arten. Kollagene sind sehr leicht, dehnbar und trotzdem reißfest. Sie verlaufen als Kollagenhelix parallel oder gitternetzartig je nach einwirkender Zugspannung. Ihre Aufgabe besteht darin, Zugkräften zu widerstehen.

Elastin:

Elastin ist ebenfalls ein Strukturprotein und sorgt für, wie der Name schon vermuten lässt, die Elastizität der Faszien. Das Gewebe ist dadurch dehnbar und kehrt nach dem Reiz wieder in seine ursprüngliche Form zurück. Einen hohen Elastinanteil besitzen z.B. die Blase und die Haut, da diese Organe hohen mechanischen Wechselwirkungen ausgesetzt sind.

Matrix:

Die Matrix ist die extrazelluläre Grundsubstanz und umgibt alle Bindegewebsbestandteile. Sie enthält neben Kollagen und Elastinfasern auch Nervenfasern, Mastzellen, Fettzellen, Immunzellen und Fibroblasten (vgl. Schleip, Bayer 2015: 19 ff.). Die Grundsubstanz besteht zu einem hohen Prozentanteil aus Wasser und Zuckermolekülen. Diese Proteoglykane wirken kompressionsdämpfend, sodass sie mit den Eigenschaften der Kollagene dieselbe Widerstandskraft aufweisen wie Stahlbeton in der Baubranche. Kollagene können hohen Zugspannungen standhalten, während die Zuckermoleküle Kompressionen entgegenwirken. Diese kombinierte Eigenschaft wird als Viskoelastizität bezeichnet. Weiterhin finden in der Matrix viele komplexe Stoffwechselvorgänge statt. Zum Beispiel die biochemische Kommunikation der Zellen und die Bekämpfung von Krankheitserregern über Immunzellen. Die extrazelluläre Grundsubstanz stellt demnach ein wichtiges Reaktions- und Transportmedium dar, welches durch Bewegung und Ernährung positiv beeinflusst werden kann.

Bindegewebszellen:

Wie in der oberen Abb. 2 zu sehen, befinden sich noch weitere Zellen im Bindegewebe. Die eigentlichen Bindegewebszellen (= Fibroblasten) synthetisieren die beiden wichtigsten Fasern Kollagen und Elastin je nach spezifischer Belastung. Dabei reagieren sie auf lokale Reize und Belastungsanforderungen. Mastzellen und Makrophagen vernichten derweil alte, beschädigte und funktionslose Zellen. Das Bindegewebe ist also im ständigen Umbau und passt sich neuen Ansprüchen an. Dieser Prozess vollzieht sich jedoch sehr langsam, sodass innerhalb eines Jahres ca. 50% des Fasziengewebes im gesamten Körper ausgetauscht wird. Des Weiteren kommunizieren die Bindegewebszellen durch biochemische Botenstoffe miteinander und wirken maßgeblich auf das Immunsystem ein (vgl. Slomka 2014: 37 ff.).

3.2.2 Bindegewebstypen

Die nachfolgende kurze Übersicht von Bindegewebstypen soll die Vielfältigkeit von Faszien in unserem Körper veranschaulichen und eine grobe Gliederung darstellen.

- Lockeres, faseriges Bindegewebe

  Dieser Typ charakterisiert sich durch seinen hohen Flüssigkeitsanteil. In der Matrix sind viele Immunfaktoren, sowie Rezeptoren, Nervenenden und Blut- und Lymphgefäße enthalten. Diese Form bildet netzartige Umhüllungen um Muskeln und Organe, sodass es als Füllmaterial und Stabilisator dient. Das lockere Bindegewebe hat den größten Anteil vom gesamten Bindegewebe im Körper.

- Elastisches Bindegewebe
  Wie der Name schon sagt, besteht diese Art zu einem großen Teil aus Elastinfasern. Dadurch kann sich das Gewebe effektiv wechselnden Spannungszuständen anpassen. Das elastische Bindegewebe kommt in Organen wie Lunge, Aorta, Gallenblase, Unterhaut, Harnblase und in verschiedenen Bändern vor.

- Parallelfaseriges, straffes Bindegewebe
  Die Form des straffen Bindegewebes zeichnet sich durch einen hohen Kollagenanteil aus. In Sehnen, Bändern und Organkapseln (z.B. Nierenrinde, Herzbeutel, harte Hirnhaut), sowie in den Muskelummantelungen sorgt das Bindegewebe durch die parallele Anordnung für eine große Zugfestigkeit.

- Retikuläres Bindegewebe
  Der Typ des retikulären Bindegewebes kennzeichnet sich durch ein sehr feines Netz aus wenigen Kollagenfasern und vielen freien Zellen (vorrangig Immunzellen). Lymphatische Organe wie Milz, Lymphknoten, Mandeln, Darm und Leber bestehen zu einem großen Teil aus diesem Gewebe. Es bildet eine Art Strukturbasis (vgl. Cavelius et al. 2015: 6 ff.).

- Spezielles Bindegewebe
  Fettgewebe und Knorpelgewebe sind auch histologisch gesehen Bindegewebsarten. Das Fettgewebe besteht dabei aus wenig Kollagen und Matrix, sondern vorrangig aus spezifischen Zellen (Adipozyten). Sie lagern Lipide und Wasser ein und sind von einer Elastinschicht überzogen (vgl. Schleip, Bayer 2015: 24).

3.2.3 Funktionen der Faszie

Trotz der verschiedenen, differenzierten Arten von faszialem Bindegewebe erkennt Schleip vier Hauptfunktionen:

1. „Formen: umhüllen, polstern, schützen, stützen, Struktur geben." (Schleip, Bayer 2015: 26)
   Das Bindegewebe verbindet alles miteinander und errichtet ein Spannungsnetzwerk im ganzen Körper, welches keinen Anfang und

kein Ende aufweist. Das Skelettsystem nutzt Kapseln und Bänder als Bindeglied. Muskeln verjüngen sich in Sehnen und Faszienplatten, welche ihren Ursprung am Knochen finden. Organe stehen in ständiger Verbindung mit umliegenden Geweben durch fasziale Strukturen. Des Weiteren stellt die äußere Körperfaszie eine mechanische Schutzhülle dar, die Kräfte absorbieren und auf den Körper verteilen kann (vgl. Slomka 2014: 35).

2. „Bewegen: Kraft übertragen und speichern, Spannung halten, dehnen." (Schleip, Bayer 2015: 26)
   Faszien bilden im Körper ein Netzwerk aus Sehnen, Muskeln und Knochen, in dem Kräfte übertragen, gespeichert und entfesselt werden können. Weitere Ausführungen folgen im nächsten Kapitel.

3. „Versorgen: Stoffwechsel, Flüssigkeitstransport, Nahrung zuführen." (Schleip, Bayer 2015: 26)
   Vom Gefäßsystem gelangen Nährstoffe über das Bindegewebe zu dem Ort der Versorgung. Im Gegenzug werden Stoffwechselendprodukte zu den Venen oder Lymphgefäßen transportiert. Weiterhin befinden sich im faszialen Raum viele immunologische Zellen, die bei Angriffen von Bakterien und Viren aktiv werden (vgl. Slomka 2014: 35).

4. „Kommunizieren: Reize und Informationen empfangen und weiterleiten." (Schleip, Bayer 2015: 26)
   Die Faszien haben eine wichtige Aufgabe als Informationsmedium. Eine große Anzahl an Nervenrezeptoren lokalisiert sich im Bindegewebe und sorgt für deren Reizwahrnehmung und –weiterleitung (vgl. Slomka 2014: 35). Der „sechste Sinn", auch der Bewegungssinn oder die Tiefensensibilität genannt, wird den neusten Forschungen zu folge durch Faszien realisiert. Sie melden durch Spannungs-, Druck- und Zugänderungen die aktuelle Lage und Position eines Körperteils im Raum. Somit besteht zwischen Bindegewebe und Gehirn eine direkte Verbindung, die durch Afferenz und Reafferenzen die Bewegung steuert (vgl. Schleip, Bayer 2015: 32 f.).

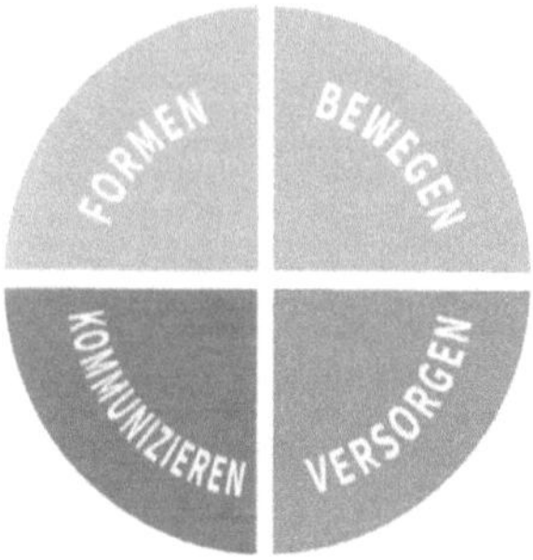

Abb. 3: Die vier Grundfunktionen der Faszien (Schleip, Bayer 2015: 27)

Die vier Grundfunktionen können nach Schleip nur als Kontinuum gesehen werden. Alle Funktionen beeinflussen sich gegenseitig und treten immer als gemeinsame Leistung der Faszien auf. Je nach Lokalisation und Art der Faszie liegt der Fokus auf einer anderen Funktion. Eine Muskelfaszie legt zum Beispiel den Schwerpunkt auf „Bewegen und Formen“, wohingegen eine Organfaszie die Priorität auf „Versorgen und Kommunizieren“ verlagern muss (vgl. Schleip, Bayer 2015: 26).

3.3 Das Tensegrity-Modell

In Anlehnung an die vorher genannte Funktion der Faszien „Bewegen“ kann dieses Strukturmodell aus der Architektur auf den menschlichen Körper übertragen werden. Geprägt wurde der Begriff durch den amerikanischen Architekten Richard Buckminster-Fuller. Er baute Mitte des 20. Jahrhunderts große Kuppeln aus Glas und Stahl und nannte das Konstruktionsprinzip „Tensegrity“. Der Begriff wird aus engl. tension = Spannung und integrity = Zusammenhalt abgeleitet. Das Modell verbindet stabile, als auch elastische Elemente miteinander, sodass durch Druck und Spannung ein stabilisiertes Tragwerksystem entsteht. (vgl. Hoffmann 2013: 11 f.).

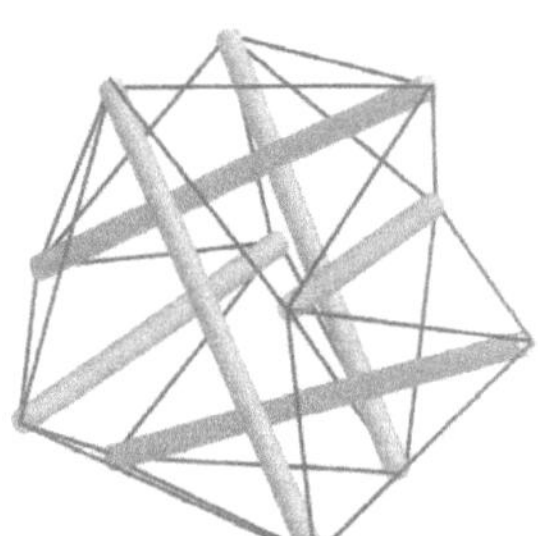

Abb. 4: Tensegritymodell (Slomka 2014: 84)

Die Knochen bilden im menschlichen Körper die starren Elemente, die mit langen Muskel-Faszien-Ketten verbunden sind. Dadurch entsteht ein stabiles und zeitgleich adaptionsfähiges System. Bei Bewegungen arbeitet dieses Gebilde nicht isoliert am Ort der Krafteinwirkung, sondern dynamisch als globales Körpernetz. Die klassische Aufteilung der Anatomie wird dabei vernachlässigt und es rücken funktionelle Faszienketten in den Vordergrund der Betrachtung (vgl. Schleip, Bayer 2015: 62). Verändert man an einer Struktur des Systems etwas (z.B. durch Überbelastung), so reagiert das ganze Spannungsnetz und es entstehen Kompensationsmechanismen. Myers nennt dieses Gerüst aus Spannen, Stützen, Kräfte umlenken und Stoßdämpfern: „Architektur des Körpers". (Myers 2010: 55)

3.3.1 Bedeutung: Fasziales Netzwerk des Körpers

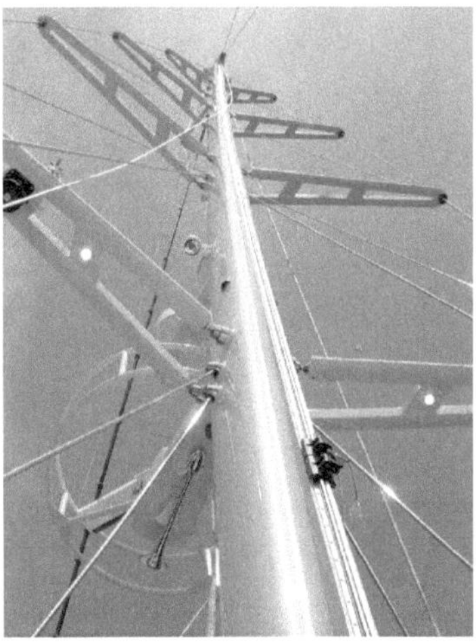

Abb. 5: Mast einer Segeljacht (Schleip, Bayer 2015: 61)

Der Mast einer Segeljacht veranschaulicht das Prinzip der dynamischen Stabilität. Ohne Wind in den Segeln und schwankenden Wellengang kann sich das Tragwerk selbst abstützen. Wechselt jedoch das Wetter, muss das Gebilde die aufkommende Energie über das Segel und die Querverstrebungen auf Taue und Wanten verteilen. Der Bootskörper muss in sich stabilisiert werden, sodass die Kräfte kompensatorisch einem Kentern entgegenwirken. Dabei hat der Segelmast keine starre Verbindung zum Boot, sondern wird nur durch die elastische Takelage gestützt.

Überträgt man das Modell des Abstützens und Aufhängens auf den Menschen, so ähnelt der Segelmast der menschlichen Wirbelsäule. Für den aufrechten Stand und Gang muss der Körper die allgegenwärtige Schwerkraft der Erde überwinden. Als dynamische Komponente beeinflussen alle äußeren Umweltfaktoren das Körpersystem, worauf dieses mit Spannungsänderungen in Sehnen, Muskeln und Faszien reagiert (vgl. Hoffmann 2013: 11 ff.).

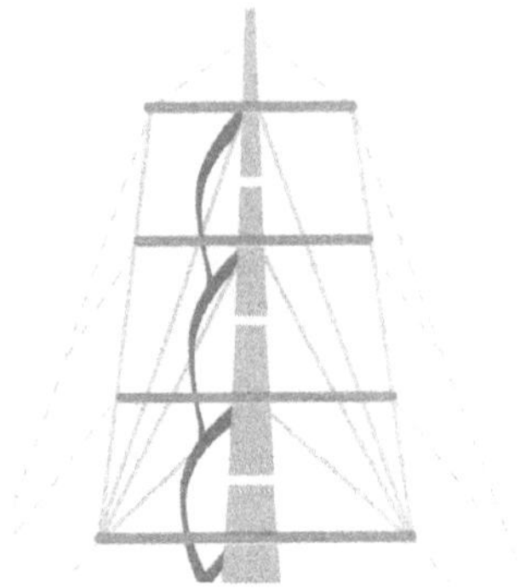

Abb. 6: Das Segelmastprinzip der Wirbelsäule (Schleip, Bayer 2015: 61)

In der Abb. 6 ist das Schema des Segelmasts abgebildet. Anatomisch gesehen spannen sich Bänder und Muskeln in gleicher Weise über den Rücken. In der Mitte lokalisiert sich der breite Rückenmuskel für die Aufrichtung (M. erector spinae). Querverlaufende Strukturen entsprechen weiteren Haltemuskeln und –bändern. Die myofaszialen Strukturen sind im Bereich der Lende sehr ausgeprägt, da im thoraco-lumbalen Übergang die Kompressionsbelastung am größten ist (vgl. Schleip, Bayer 2015: 59 ff.).

Des Weiteren sieht Myers das Knochenskelett nicht als Gerüst an, welches säulenartig ein Gewicht trägt. Ohne bindegewebige Verknüpfungen würde es zusammenbrechen; es kann nicht alleine stehen. Vor allem das fasziale System verleiht dem Körper Stabilität und stützt ihn im Sinne des Tensegrity-Modells. Durch die dauerhafte flexible Spannungsausrichtung entsteht ein aktives Gleichgewicht, sodass es auf Belastungen reagieren kann. Ist die eintretende Kraft jedoch zu groß, können die Strukturen die Energie nicht ausreichend umverteilen und es kommt zu einer Verletzung oder Schädigung. Das Körpersystem bricht für einen Moment zusammen. Myers betont in seinem Werk ausdrücklich, wie essentiell das Zugkräftegleichgewicht im Bindegewebe für die körperliche Belastbarkeit ist (vgl. Myers 2010: 54 ff.).

3.3.2 Myofasziale Leitbahnen

Der menschliche Körper ist, wie in den vorhergehenden Kapiteln beschrieben, ein globales Spannungsnetzwerk. Zur Erklärung dieser ganzheitlichen Funktionsweise entwickelte Thomas W. Myers 2010 auf Grundlage des Tensegrity-Modells seine Theorie der myofaszialen

Leitbahnen. Dabei vergleicht er die anatomischen Zuglinien mit den Erdmeridianen, die um den Globus verlaufen. Diese Körpermeridiane bestehen aus verschiedenen myofaszialen Einheiten (Symbiose aus Muskel und Faszie), welche über ein Gelenk oder ebenfalls faszial verbunden sind. Den Richtungsvektor für die Faserausrichtung geben die Faszienfasern vor, welche sich entlang des Meridians der Belastung nach anordnen (vgl. Hoffmann 2013: 13 f.). Myers benannte in seinem Modell der myofaszialen Leitbahnen vier wichtige fasziale Ketten:

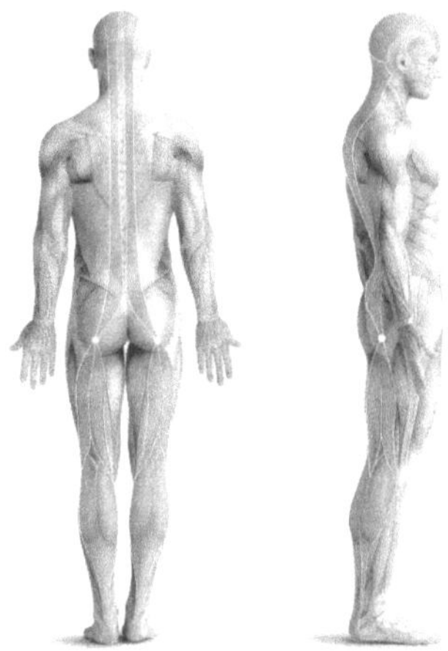

Abb. 7: oberflächliche Rückenlinie (Stechmann 2016: 9)

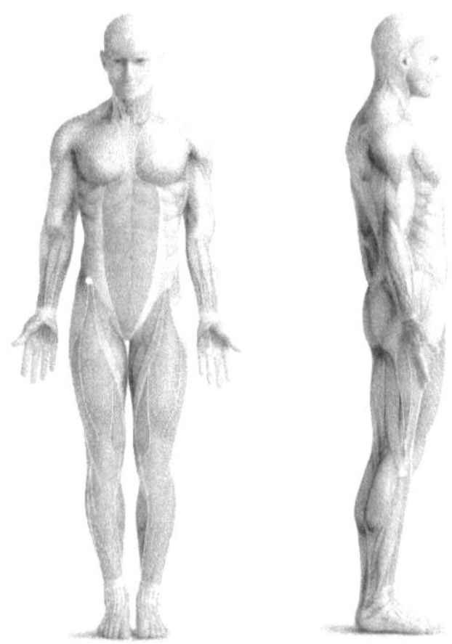

Abb. 8: oberflächliche Frontallinie (Stechmann 2016: 10)

In Abb. 7 ist die **oberflächliche Rückenlinie** von dorsal und lateral dargestellt. Sie erstreckt sich von:

- den Zehengrundgelenken
- über die Fußsohle (Plantarfaszie)
- zu den dorsalen Beinmuskeln (M. triceps surae, ischiokrurale Gruppe)
- Übergang zum Lig. sacrotuberale
- hin zu dem Rückenstrecker (M. erector spinae)
- bis zu der Schädeldecke und den oberen Gesichtsmuskeln (epikraniale Faszie) (vgl. Myers 2010: 79 ff.).

Diese Faszienkette ist für die Aufrichtung des Rückens verantwortlich und bietet dorsalen mechanischen Schutz. Funktionell lässt sich die myofasziale Rückenlinie in zwei Abschnitte gliedern. Bei flektiertem Knie ist die Unterschenkelfaszie ausgeschaltet und die Funktionskette wirkt von Knie bis Scheitel. Ist das Kniegelenk extendiert, folgen die Trainingsreize der gesamten Kette entlang. Diese Funktionsteilung ist besonders beim Gehen von Bedeutung. In der Schwungphase, wo ein Bein angehoben und gebeugt wird, müssen weitere Zuglinien den Oberkörper aufrecht halten und die kontralaterale Hüfte stabilisieren. Die Verschaltung der verschiedenen myofaszialen Ketten bedingt demnach den Ablauf eines harmonischen, stabilen Gangbildes. Schon an diesem einfachen Beispiel wird deutlich, dass die Myofaszien bei komplexeren, mehraxialen Bewegungen ein gutes Zusammenspiel herstellen müssen, um die Bewegung exakt ausführen zu können (vgl. Cavelius et al. 2015: 27 f.).

Abb. 8 zeigt die **oberflächliche Frontallinie** in ventraler und lateraler Ansicht. In myofaszialer Verbindung stehen:

- die Beugesehnen des Fußes
- die ventrale Beinmuskulatur (M. tibialis anterior, M. quadriceps femoris)
- die Faszie des Rumpfes (Fascia abdominalis)
- die Rippen und das Sternum
- der Kopfwender (M. sternocleidomastoideus)
- das Hinterhaupt (Occiput) (vgl. Myers 2010: 107 ff.)

Die oberflächliche Frontallinie bildet den funktionellen Antagonisten zur oberflächlichen Rückenlinie. Sie ist vorrangig für schnelle Beugereaktionen zuständig, wohingegen die oberflächliche Rückenlinie eher ausdauernde Haltefunktionen übernimmt. Zum Beispiel gehen wir in einem Schreckmoment oder bei einem Autounfall reflektorisch in eine gebeugte Schutzstellung, um wichtige Organe und den Kopf abzuschirmen. Weiterhin stabilisiert die Frontallinie den Oberkörper und realisiert die Beugung von Rumpf und Hüfte. Auch bei dieser myofaszialen Leitbahn lassen sich zwei funktionelle Anteile bestimmen: Zehen bis Becken und Becken bis Kopf. Im Sitz oder mit flektierter Hüfte ist die Kette demnach unterbrochen. Da andere Leitbahnen durch die Hüftbeugung ebenfalls in der Synergie limitiert werden, brauchen viele Patienten eine kurzes „Warmup“ nach dem Aufstehen, um die Funktionsketten „wiederzubeleben“ (vgl. Cavelius et al. 2015: 29).

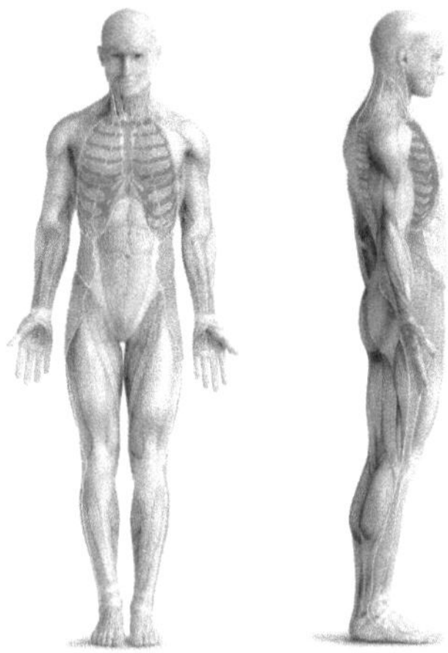

Abb. 9: Seitlinien
(Stechmann 2016: 11)

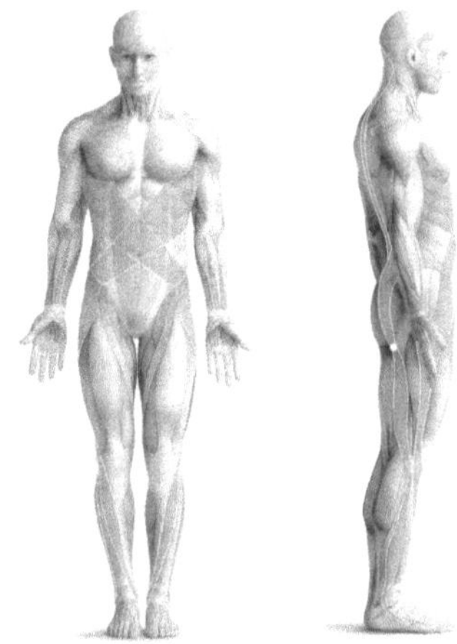

Abb. 10: Spirallinien
(Stechmann 2016: 12)

Die Abb. 9 illustriert die **Lateral- oder Seitlinien** aus ventraler und lateraler Ansicht. Zu dieser myofaszialen Einheit zählen:

- die Außenseite des Fußes
- die Außenseite des Unter- und Oberschenkels (M. peroneus longus, Tractus iliotibialis, M. glutaeus medius, M. tensor fasciae latae)
- korbgeflechtartige Zuglinie entlang der Flanke des Rumpfes
- unter den Schultern entlang zum M. sternocleidomastoideus
- Ansatz am Proc. Mastoideus (vgl. Myers 2010: 127 ff.)

Die Seitlinien klammern den Körper von außen ein und sorgen für ein Gleichgewicht zwischen Vorder- und Rückseite und zwischen linker und rechter Körperseite. Sie stabilisieren die Hüfte und das Becken beim Gang und verhindern eine zu starke Rotation oder Neigung des Oberkörpers. Diese Zuglinien beeinflussen den sensorischen Gleichgewichtssinn und übernehmen wichtige propriozeptive Aufgaben bei der Harmonisierung des Gangbildes (vgl. Cavelius et al. 2015: 30 f.).

Die vierte wichtige Leitbahn, die **Spirallinien**, sind in Abb. 10 ebenfalls von ventral und lateral abgebildet. Der Verlauf beschreibt eine Doppelhelix um den gesamten Körper. Beide Spirallinien setzen an der jeweiligen Schädelseite an und verbinden über den oberen Rücken die kontralaterale Schulter. Dort ziehen sie um den Brustkorb herum und schneiden sich in Höhe des Bauchnabels. Danach spannen sie sich zur gleichseitigen Hüfte und verlaufen weiter über die ventrale, laterale Seite der unteren Extremität zur Innenseite des Fußes. Ab diesem Punkt verlaufen die Spirallinien am Rücken parallel zur Wirbelsäule wieder zum Hinterhaupt hinauf.

Durch den gewundenen Verlauf liegt die Funktion dieser Faszienketten in der Rotation des Körpers. Weiterhin sorgen sie für ein Gleichgewicht in allen Ebenen und haben dadurch eine große Bedeutung für die exakte Bewegungssteuerung (vgl. Cavelius et al. 2015: 32).

Die wahre Funktion der myofaszialen Leitbahnen zeigt sich erst in der Bewegung eines Körpers. Bei verschiedenen globalen Bewegungen erstreckt sich z.B. die energetische Ausbreitung vom Fuß bis in die kontralaterale Hand. Die faszialen Leitlinien haben dementsprechend essentielle Bedeutung für die Kraftübertragung, Bewegungskoordination und Harmonisierung der Bewegung. Bei Speerwerfern, schwingenden Ausholbewegungen und bei einigen Gymnastikformen lassen sich diese Bahnen sogar sichtbar aufzeigen. Als Beispiel ist in der Abb. 11 ein Diskuswerfer dargestellt. Durch die gegenläufige Rotation vom oberen zum unteren Rumpf (Funktionelle Frontallinie, rechte Spirallinie) wird die

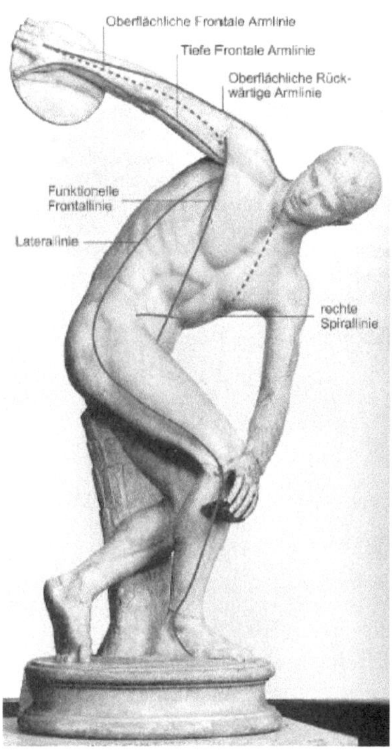

Abb. 11: Diskus-Werfer (Myers 2010: 254)

Ausholbewegung in den rechten Armlinien verstärkt und energetisch über mehrere myofasziale Einheiten aufgeladen. Die Zugkräfte werden im Fasziennetz entlang der Leitlinien übertragen. Durch die katapultartige Freisetzung der Spannung wird der Diskus wesentlich weiter geschleudert als durch eine einfache Wurfbewegung (vgl. Hoffmann 2013: 14 f.).
Das über Jahrhunderte hinweg dominante „Konzept des Muskels", in welchem ca. 650 Muskeln des Körpers durch konzentrische, exzentrische oder statische Arbeit Gelenke bewegen und Kraft erzeugen, genügt dem heutigen Forschungsstand nicht mehr. Diese Behauptung wird durch neuste Erkenntnisse in der Neurologie unterstrichen. Im sensorischen und motorischen Cortex lokalisieren sich keine neuronalen Abbildungen von separaten Muskeln. Das zentrale Nervensystem koordiniert ganze neuromotorische Einheiten, die bis zu 100 Muskelfilamente umfasst. Die Bewegungsführung wird demnach durch komplexe individuelle Ansteuerung von myofaszialen Verbänden realisiert. Des Weiteren finden ca. sechsfach so viele neuronale Reize und Vorgänge in der Muskelfaszie statt, wie im Muskel selbst. Die kybernetische Zusammenarbeit von Faszien und Muskeln, sowohl intra- als auch intermuskulär, ist somit bedeutend höher als im bisherigen Paradigma (vgl. Myers 2016: 57 f.).

3.4 Fasziale Störungen

„Use it or lose it"(Schleip, Bayer 2015: 70)
Dieses biologische Prinzip ist auf fast alle Gewebearten des Körpers anzuwenden. Faszien sind, wie in den vorhergehenden Kapiteln erwähnt, im ständigen Umbau und passen sich langsam Reizen und Belastungen an. Sie verfilzen regelrecht bei Bewegungsmangel und können der Kraftweiterleitung nicht mehr vollständig nachkommen. Der Körper wird dadurch steifer, Bewegungen kosten mehr Energie und die Haltung verschlechtert sich. Hinzu kommt der altersbedingte Degenerationsprozess: Junge Faszien weisen eine wellige Netzstruktur (Crimp) auf, welche gleitfähig und elastisch ist. Währenddessen sind verfilzte Faszien unregelmäßig und chaotisch angeordnet. Es bilden sich Querbrücken zwischen den Bindegewebsfasern (Crosslinks), die die Bewegungsarmut unterstützen.

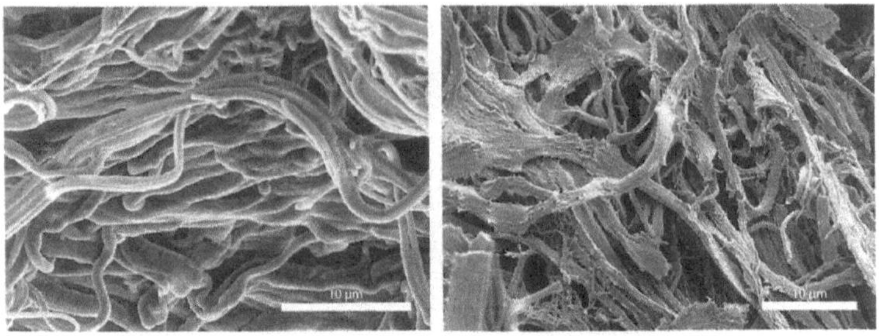

Abb. 12: Jung und Alt: Fasern eines sechsjährigen (links) sowie eines 90-jährigen Probanden im Vergleich (Schleip, Bayer 2015: 73)

In der klassischen Massagetherapie wendet man beispielsweise Hautverschiebungen in der LWS an, um verklebte Unterhautschichten vom oberflächlichen Bindegewebe zu lösen. Besonders im Bereich der Fascia thoracolumbalis sind diese schmerzhaften, verdickten Verklebungen zu finden, da viele Patienten eine hohe Becken-Lenden-Immobilität aufweisen. Dennoch können Faszien mit einem adäquaten Training bis ins hohe Alter straff und gesund gehalten werden (vgl. Schleip, Bayer 2015: 70 ff.).

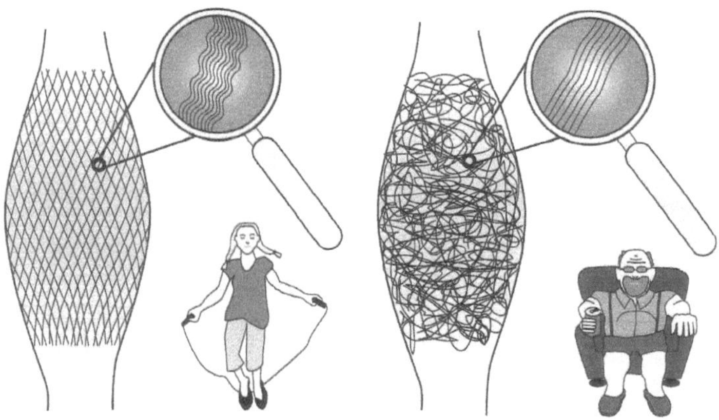

Abb. 13: Bei älteren Menschen, rechts, verfilzen die Faszien nicht nur als Alterserscheinung, sondern auch durch weniger Bewegung. (Schleip, Bayer 2015: 72)

Fasziengewebe besteht, wie in der Einleitung beschrieben, zum hohen Anteil aus Wasser. Während mechanischer Belastung verhalten sich

Faszien wie ein Schwamm und werden entwässert. In der anschließenden Entlastungsphase kommt es zur Rehydrierung aus dem umliegenden Gewebe und den Kapillaren. So ernährt und erneuert sich das Bindegewebe, sodass Stoffwechselendprodukte ausgeschwemmt werden. Alltagsbewegungen jedoch fordern nicht jeden Anteil einer Faszie. Die Folge ist eine Unterversorgung dieses Gebiets (vgl. Klinger, Schleip 2016: 19 ff.).

Die Faszien in unserem Körper müssen durch vielseitige und aktive Bewegungen elastisch und flexibel gehalten werden. Um den Degenerationsprozess entgegenzuwirken, ist ein regelmäßiges Reizen der Strukturen erforderlich, damit ein bindegewebiger Umbau angeregt wird und den Faszien neue Nährstoffaufnahme und Hydratation zu ermöglichen.

4 Methodisches Vorgehen der Literaturrecherche

4.1 Erfassung des aktuellen Forschungsstandes

Da in der Forschung die Faszien langsam an Aufmerksamkeit gewannen, gründete sich 1991 die European Rolfing Association in München. In Zusammenarbeit mit der Harvard Medical School in Boston wurde dort 2007 der erste Faszienforschungskongress abgehalten. Der interdisziplinäre Austausch von neustem Forschungserkenntnissen rund um das Bindegewebe stand im Vordergrund. Verschiedene Einrichtungen mit unterschiedlichen Forschungsschwerpunkten fanden den Dialog miteinander und tauschten sich z.B. über Kraftübertragung innerhalb der Faszien und die Auswirkungen von Bewegung auf das Bindegewebe aus. Der erste Meilenstein in der Faszienforschung war gelegt, denn Fachleute aus der Grundlagenforschung und Experten aus der klinischen Praxis hatten durch diese Plattform zum ersten Mal die Gelegenheit neue Einblicke über angewandte Methoden zu erlangen und ihre eigenen Arbeitsbereiche dadurch zu verbessern. Die Konferenz wurde von 650 Gesundheitsfachleuten aus 28 Ländern besucht, darunter Ärzte, Physiotherapeuten, Sporttrainer, Wissenschaftler und andere Körpertherapeuten (vgl. Fascia Research Congress 2006).

Der vierte und bislang aktuellste Fascia Research Congress fand 2015 in Washington, DC statt. Zum ersten Mal wurden auch veterinärmedizinische Aspekte der Faszienforschung mit vorgestellt. Das Interesse der Kliniker erstreckte sich auf dem Kongress in folgende neue Kategorien:

- die genaue Funktionsweise, Entstehung und Aktivitätsparameter der Myofibroblasten (kontraktile Zellen) in einer Faszie und deren Einfluss auf den passiven Muskeltonus
- biomechanische Eigenschaften vom Bindegewebe
- die Mechanotransduktion zwischen dem Cytoskelett einer Zelle und der extrazellulären Matrix und deren Einfluss auf Gesundheit und Krankheit
- die Innervation der Faszie (Entstehung von Schmerz und Propriozeption) und die Signalmodulation durch Rückenmark und Nervensystem (vgl. Fascia Research Congress 2015)

Bei der Suche in einer medizinischen Datenbank wie PubMed oder PEDro mit dem Stichwort „myofascial" erhält man eine Vielzahl von wissenschaftlich randomisierten kontrollierten Studien und systematischen Reviews. In den letzten Jahren stieg diese Anzahl stark an, da das wissenschaftliche Interesse zunahm. Ein weiterer Beleg für das Potential in diesem Bereich sind die wissenschaftlichen Verknüpfungen von allgemeiner medizinischer Forschung und Faszienforschung. Einflüsse auf Wundheilung und Verletzungshäufigkeit sind beispielhafte interdisziplinäre Forschungsfelder, die neu in den evidenzbasierten Fokus gerückt sind. Auch verschiedene Behandlungsmethoden werden derzeit wissenschaftlich untersucht und verifiziert. SMR (Self Myofascial Release) ist eine neue Faszialtherapie, die in dieser Arbeit aus dem Literaturkontext und dem wissenschaftlichen Analysen heraus differenziert und bewertet wird.

4.2 Einbezogene Studien zur Analyse

4.2.1 Subjektive Untersuchungsbeobachtung vom SMR mit der Blackroll

Hintergrund: SMR bedeutet die selbstständige Lösung von myofaszialen Verklebungen, Verspannungen und Triggerpunkten mit verschiedenen

Hilfsmitteln. Im Rahmen seiner Bachelorarbeit untersuchte der sportwissenschaftliche Student M. Hoffmann das myofasziale Release in der Sportmedizin mit einer Blackroll.

Methode: Für diese Untersuchung stellten sich 16 Sportler aus einem American Football-Verein zur Verfügung, wo das subjektive Empfinden nach der SMR-Behandlung mit einer Blackroll im Fokus stand. Die Gruppe bestand komplett aus männlichen Probanden mit unterschiedlichen Alters- und Gewichtsklassen. Zu Beginn der einwöchigen Studie bekam jeder Teilnehmer eine Blackroll und es wurde ein Trainingsplan mit dem Schwerpunkt auf der unteren Extremität erstellt. Das Konzept des SMR wurde erklärt und die Rollout-Intervalle auf ein bis drei Mal täglich festgelegt. Nach einer Woche der Blackroll-Nutzung sollten die Probanden dann einen digitalen Fragebogen ausfüllen.

Ergebnisse: In der Auswertung der Untersuchung wurden positive Veränderungen zum Wohlbefinden, zur Regeneration und zur gefühlten Beweglichkeit am häufigsten beschrieben. Die direkte Krampflösung und Entspannung der bearbeiteten Muskulatur war bei dem Großteil der Teilnehmer das Hauptergebnis. Des Weiteren gaben einige die Verbesserung von individuellen Beschwerdebildern an (Knieprobleme, Rückenschmerzen) (vgl. Hoffmann 2013: 27 ff.).

Schlussfolgerungen: Bei fast allen Probanden kam es zu einer positiven Veränderung im Leistungsniveau während des einwöchigen Trainings. Diese Studie beweist den direkten Zusammenhang zwischen Muskelaktivität und Faszienflexibilität. Als Hauptergebnis wurden Krampflösungen beschrieben, die durch eine besser versorgte Faszienhülle der Beine zustande kam. Das Bindegewebstraining ist demnach genauso essentiell wie das eigentliche Muskeltraining, um Leistungssteigerungen zu realisieren. Die myofasziale Selbstbehandlung bietet eine gute Therapiemöglichkeit im Amateur- als auch im Profisport und wird in den nächsten Jahren an evidenzbasierten Aussagen dazugewinnen.

In einem systematischen Review von Beardsley und Skarabot wurden 2015 die Datenbanken PubMed und Google Scholar nach Studien im Zusammenhang mit dem Thema SMR durchsucht. Die Ergebnisse sind vergleichbar mit denen von Hoffmann. Vordergründig scheint die Selbstbehandlung mit einem Gerät die Beweglichkeit zu erhöhen und Muskelkater zu lindern. Des Weiteren wurden Ergebnisse zur Erhöhung der vaskulären Funktion und der parasympathischen Aktivität gemessen, welche eine schnellere Regeneration beeinflussen können. Dennoch gibt es widersprüchliche Langzeitstudien, ob die Methode des SMR die Beweglichkeit dauerhaft erhöhen kann. Zusammenfassend kann jedoch gesagt werden, dass das Self Myofascial Release eine Vielzahl von positiven Reaktionen im Körper auslöst und somit gut im Sport- und Therapiebereich eingesetzt werden kann (vgl. Beardsley, Skarabot 2015).

4.2.2 Einfluss einer einzigen Faszientherapie auf die Muskelstärke bei Sportlern mit subakuten Sprunggelenksdistorsion

Hintergrund: Muskuläre Dysfunktionen sind nach einer Sprunggelenksdistorsion sehr häufig anzutreffen. Besonders die laterale Unterschenkelmuskulatur nimmt Einfluss auf die funktionelle Stabilität des Fußes. Bei wiederholtem Umknicken entsteht eine chronische Instabilität.

Methode: Diese randomisierte, kontrollierte Studie umfasste 30 junge Sportler mit subakuten Sprunggelenkstraumen. Die Teilnehmer wurden zufällig in eine Kontrollgruppe und eine Interventionsgruppe eingeteilt. Die Intervention bestand aus einer bestimmten faszialen Behandlung nach Danis Bois (vgl. Roosen et al. 2012). Diese osteopathische Behandlungstechnik fokussiert sich auf die Eigenwahrnehmung des Patienten und hilft ihm, innere Spannungen zu lösen. Durch sensorische Arbeit wird das breite Netz an unterschiedlichen Nervenrezeptoren angesprochen, die sich im Bindegewebe lokalisieren (vgl. Bois 2008). Die Kontrollgruppe erhielt währenddessen nur eine Scheinbehandlung. In beiden Gruppen wurde vor und nach der Behandlung die Muskelkraft mit einem Biodex-System 4-Dynamometer gemessen.

Ergebnisse: Bei der exzentrischen und konzentrischen Eversion des Fußes stieg die Kraft in der Interventionsgruppe deutlich an. Des Weiteren berichteten die Probanden von einer subjektiven Zunahme im Bewegungsfluss. In der Kontrollgruppe blieben diese Effekte aus.

Schlussfolgerungen: Eine einzelne Faszientherapie nach Danis Bois hat signifikant positive Wirkungen auf das fasziale Gewebe (vgl. Roosen et al.

2012). Auch wenn sich das Bindegewebe nur langsam verändert und strukturiert, können kleine Therapieerfolge schon nach einmaliger Behandlung aufgezeigt werden. Das Training und die Therapie von Faszien sind im medizinischen, als auch Sportbereich von fundamentaler Bedeutung, um z.B. auch Verletzungen zu rehabilitieren und die Prävention zu unterstützen. Interessant ist die Auswertung der Ergebnisse, wenn man bedenkt, dass eine Art der propriozeptiven Behandlung diese Erfolge erreichen konnte. Wie in Kapitel 3.2.3 Funktionen der Faszien kurz beschrieben, ist die Kommunikation des gesamten faszialen Gewebes eine Therapiegrundlage. Eine Vielzahl an Nervenendigungen melden kleinste Veränderungen in der Bindegewebsmatrix. Das Fasziennetzwerk des Körpers kann demnach durch sensorische Therapie gut behandelt werden.

4.2.3 Praktische Anwendung des Tensegrity-Modells der Faszie

Hintergrund: Das Tensegrity-Modell von Myers wird als funktionelles Spannungsnetzwerk des Körpers gesehen. Wenn ein Wirkungszusammenhang durch fasziale Verkettung der Gelenke besteht, dann müsste es möglich sein, eine Fußfehlstellung durch die Therapie der bindegewebigen Strukturen entlang der myofaszialen Leitbahnen zu korrigieren. Die vorliegende Studie von Yudelowitz untersucht die Veränderungen nach einer Faszienbehandlung im hüftnahen Bindegewebe bei einem abgesenkten Fußgewölbe.

Methode: Zur Untersuchung wurden 40 Probanden mit einer Senkfußfehlstellung (Überpronation führt zum Abflachen des Längsgewölbes), jedoch ohne Schmerzen im Fuß oder in der Hüfte eingeladen. Der Altersdurchschnitt bei den weiblichen Teilnehmern betrug 34 Jahre und bei den Männern 40 Jahre. Der Gruppenanteil beider Geschlechter war identisch. Alle Patienten rotierten die Hüfte im Stand nach innen, wobei eine Seitendifferenz im Bewegungsausmaß erkannt wurde. Während die Probanden auf einem Fuß standen wurde der große Zeh passiv dorsalflektiert und die Veränderung im Längsgewölbe dokumentiert. Nach dieser Messung wurde eine Faszienbehandlung des hinteren Oberschenkels durchgeführt und der Test wiederholt. Sowohl die linke als auch die rechte Extremität wurden gleichermaßen beurteilt.

Ergebnisse: Bei allen Patienten stieg die Höhe des Längsgewölbes im Fuß an, nachdem der Oberschenkel faszial therapiert wurde.

Schlussfolgerungen: Es ist wissenschaftlich bewiesen, dass die Zugspannung der Faszien große Auswirkung auf die Gewölbe im Fuß hat. Alle myofaszialen Strukturen des hinteren Oberschenkels finden ihren Ansatz bei der Linea aspera. Eine normale Ausrichtung der Hüfte resultiert im nach außen rotierten Gelenk durch die Anteversion dieser. Eine nach innen rotierte Hüfte bewirkt demnach eine Erhöhung der Zugspannung auf die Faszien des hinteren Femurs. Da das fasziale System nach dem Tensegrity-Modell arbeitet, besteht eine direkte funktionelle Verbindung vom hinteren Oberschenkel zum Fuß, wodurch die lokale Biomechanik und Statik beeinflusst wird. Das Ausgleichen der Faszialspannung im dorsalen Oberschenkel führt durch diese Kopplung zu einer Veränderung der Faszienzugverhältnisse in den Fußgewölben (vgl. Yudelowitz 2012). Diese Studie verdeutlicht die bindegewebigen Zusammenhänge des Körpers. Im vorliegenden Beispiel wird der Fuß durch die Therapie entlang einer myofaszialen Leitbahn in seiner pathologischen Statik korrigiert, ohne lokale Strukturen direkt zu bearbeiten. Die Spannungsveränderung in den hinteren faszialen Anteilen des Oberschenkels bewirkt eine physiologische Außenrotation in der Hüfte und verbessert dadurch die gesamte Statik des Beines. Weiterhin müssen jedoch genauere Untersuchungen vorgenommen werden, um den Einflussbereich solcher manuellen Therapien zu konkretisieren.

4.2.4 Zusammenhang zwischen Hydratation und Faszienelastizität während einer Eigenbehandlung

Hintergrund: Die gerätegestützte Gewebemanipulation ist im Therapiebereich der Faszien häufig anzutreffen. Nicht nur die in 4.2.1 verwendeten Blackrolls gehören zu diesen Tools, sondern auch Massagehölzer, wie der „Fascia-Releazer“. Das Ziel dieser Studie war es, den Zusammenhang zwischen Hydratation, Steifheit und Elastizität zu untersuchen und die Wirksamkeit dieser Selbsthilfemodalität zu bewerten.

Methode: 30 junge Männer führten auf dem rechten Oberschenkel 8 Minuten lang eine Eigenbehandlung mit dem Faszien-Werkzeug „Fascia-Releazer“ (myofasziales Entspannungswerkzeug kombiniert mit einer

Schwingungsoszillation) durch. Beide Oberschenkel wurden vor und nach der Intervention beurteilt. Der nicht behandelte linke Oberschenkel diente zur Messkontrolle. Position, Haltung und Behandlungsprotokoll wurden standardisiert. Die objektiven Parameter Steifigkeit, Elastizität (MyotonPRO) und Hydratation (BIA 101 Anniversary SE) wurden durch spezielle Geräte gemessen. Die Hydratation wird durch die Parameter Widerstand, Reaktanz (Blindwiderstand) und Phasenwinkel beschrieben und gibt Auskunft über den gesamten Hydratationsindex.

Ergebnisse: In allen Parametern gab es eine signifikante Veränderung im Vergleich zum nicht behandelten Oberschenkel. Eine signifikante Abnahme ($p < 0{,}001$) in der Steifigkeit und eine signifikante Erhöhung der Elastizität ($p < 0{,}001$) wurde nach der Intervention beobachtet. Die lokale Temperatur der behandelten Muskeln nahm signifikant zu ($p < 0{,}001$). Die Bioelektrische Impedanzanalyse (BIA) dokumentierte eine Hydratation des therapierten Beines. Eine signifikante Zunahme ($p < 0{,}001$) des gesamten Hydratationsindex wurde festgestellt und es zeigte sich eine signifikante Korrelation zwischen der Steifigkeitsreduktion und der Gesamthydratation des Gewebes.

Schlussfolgerungen: Die Anwendung der Selbsttherapie mit dem myofaszialen Manipulationsinstrument führte zu klinisch bedeutsamen Verbesserungen der objektiven biomechanischen Gewebe- und Hydratationseigenschaften (vgl. Gordan et al. 2015b). Die Behandlung konnte nachweislich eine bessere Versorgung der Faszien im Oberschenkel bewirken. Damit verbesserten sich messbar die Elastizität der Bindegewebshüllen und ebenfalls die kapillare Versorgung der Muskeln. Stoffwechselendprodukte wurden im gesamten Therapiegebiet ausgeschwemmt, was eine höhere Hydratation im BIA deutlich machte. Diese Studie veranschaulicht die Bedeutung der durch Druck und Schwingung erzeugten Hydratation und die damit verbundene Beweglichkeitszunahme in den Faszien.

4.3 Wissenschaftliche Grundlagen der Trainingsprinzipien im Faszientraining

In den vorangegangen Kapiteln dieser Arbeit wurde die Therapie mit Geräten oder Hilfsmitteln analysiert. Die Effekte dieser Einheiten wurden

aufgezeigt und mit Studien belegt. Dennoch ist ein wichtiger Punkt in der Prävention und Rehabilitation vom Fasziengewebe noch nicht erläutert: die Bewegungs- und Trainingsmethoden. Welche Reize und Bewegungsmuster braucht eine intakte Faszie, so dass sie hochelastisch, geschmeidig und belastbar arbeiten kann? Oftmals sind Verletzungen nicht das Resultat von leistungsschwacher Muskulatur, sondern von überforderten, beschädigten Strukturen des Bindegewebes. Sehnen, Bänder und Gelenkskapseln verursachen dann Probleme und Schmerzen oder rupturieren während einer Überbeanspruchung des faszialen Systems. Diese Problematik ist jedoch nicht nur im Leistungssport vorhanden. Auch beim alltäglichen Training der körperlichen Gesundheit muss den Faszien Aufmerksamkeit gewidmet werden.
Im Folgenden werden wissenschaftliche Erkenntnisse der Faszienphysiologie erläutert (vgl. Müller, Schleip 2011: 1).

Faszienelastizität durch kontinuierlichen Umbau

Die hervorzuhebende Eigenschaft des Bindegewebes ist dessen ständiger Umbau. Wie in 3.2.1 beschrieben ist die Aktivität der Fibroblasten belastungsabhängig. Da sich diese Anpassung jedoch sehr langsam vollzieht, dauert der Matrixumbau ca. sechs bis 24 Monate, um ein elastisches, flexibles Fasziensystem zu entwickeln. Regelmäßiges Training im Sinne der Faszienstrukturierung ermöglicht diesen Prozess (vgl. Schleip, Müller 2016: 122). Der aufrecht gehende Mensch muss jeden Tag mehrere Kilometer Gehstrecke zurücklegen. Durch das stetige Laufen wird die große Oberschenkelfaszie (Tractus iliotibialis) an der Außenseite straff und fest. Im Vergleich findet man bei einem Rollstuhlfahrer einen weichen und tonusreduzierten Tractus iliotibialis vor. Der kontinuierliche Reiz des Gehens fehlt. Des Weiteren ist die Crimp-Struktur der Faszien eine essentielle Komponente der Flexibilität. Die Wellenform der Filamente ähnelt zweidimensionalen Zugfedern, wodurch die Faszien über eine elastische Speicherkapazität verfügen (vgl. Müller, Schleip 2011: 1 f.).

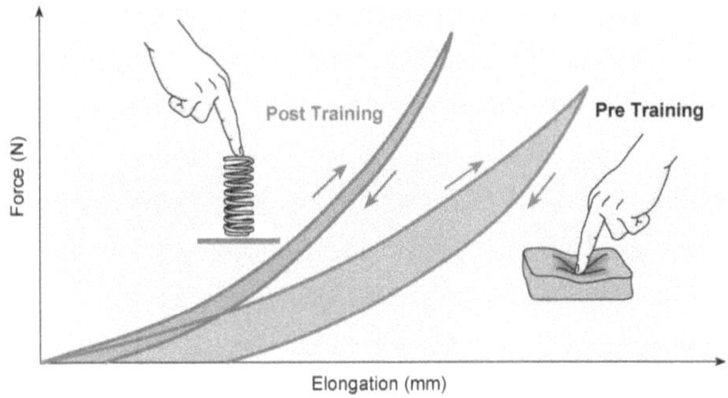

Abb. 14: Gesteigerte elastische Speicherkapazität (Müller, Schleip 2011: 1)

In der oberen Abbildung ist das Speicherverhalten von Sehnengewebe von Ratten vor und nach einem Laufradtraining dargestellt. Bei der trainierten Gruppe wurde eine Zunahme der elastischen Speicherkapazität gemessen (grüne Kurve). Die Nachgiebigkeit (Hysterese) zwischen den Be- und Entlastungsphasen ist bei den untrainierten Tieren auffallend größer als bei deren Artgenossen. Der Verlust kinetischer Energie ist auf die unterschiedliche Faszienstruktur zurückzuführen, da das tägliche Training die Neubildung sprungfederähnlicher Crimp-Filamente unterstütze und die netzartige Ausrichtung vorhandener Bindegewebsstrukturen förderte (vgl. Klinger, Schleip 2016: 19).

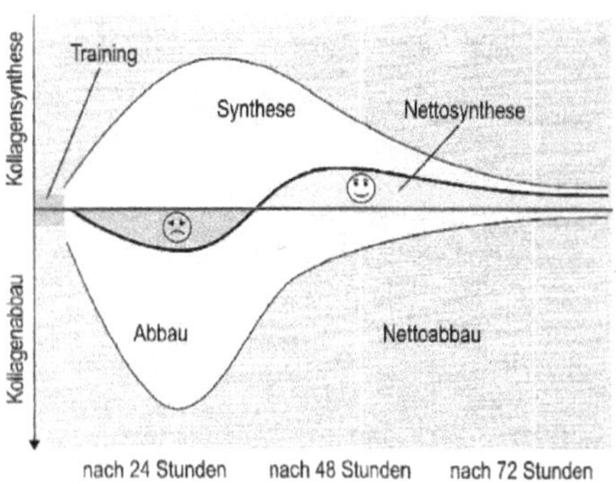

Abb. 15: Kollagen-Turnover nach dem Training (Klinger, Schleip 2016: 21)

Diese fließende Dynamik der Anpassung des Bindegewebes wird beim Training genutzt, um einen straffen, starken und elastischen Faszienkörper zu entwickeln. Optimal sind zwei bis drei Trainingseinheiten in der Woche, da der Kollagenumbau in dem Bindegewebe ca. 48 Stunden benötigt. Erst dann sollte ein neuer Reiz gesetzt werden (vgl. Schleip, Müller 2016: 122).

Der Katapult-Effekt

Ein Exkurs ins Tierreich: Kängurus und Gazellen können wesentlich weiter springen als der Mensch. Beide besitzen jedoch keine ausgeprägten Beinmuskeln. Wie sind die Tiere also in der Lage, kraftvolle Sprünge bis zu 13m zu vollbringen? Bei der kinematischen Analyse entdeckten Forscher in den Sehnen der Tiere eine besondere Arbeitsweise, den „Katapult-Effekt". Die Sehnen und Faszien der Beine werden durch Bodenkontakt in Vorspannung gebracht und kinematisch aufgeladen. Die anschließende explosivartige Befreiung dieser Spannung „katapultiert" das Känguru nach vorne.

In den letzten Jahren konnte durch modernste Ultraschalltechnologien die menschliche Bewegung auf die Muskel-Faszien-Arbeitsteilung untersucht werden. Die Forscher fanden heraus, dass die menschliche Beinfaszie ein ähnliches Energiespeicherpotential aufweist wie bei den genannten Tieren. Bei Sprüngen oder beim Gehen nutzt auch der Mensch die kinetische Energie aus dem dynamischen Federn der Faszien in den Beinen.

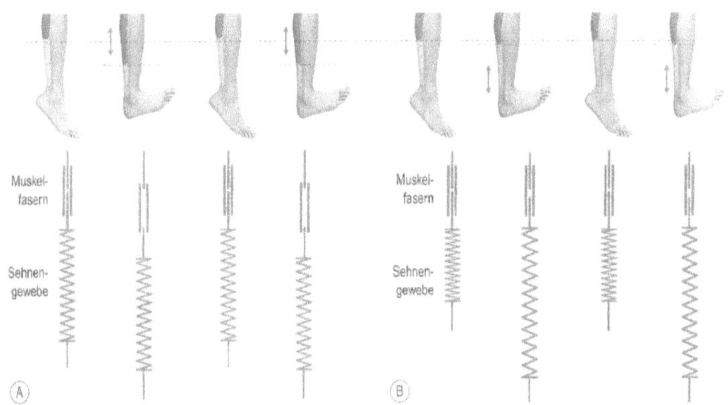

Abb. 16: Vergleich von Längenänderungen in Muskel- und Kollagenelementen im konventionellen „Muskeltraining" (A) und bei einer eher faszienorientierten Bewegung mit elastischen Rückstellkräften (B) (Schleip 2016: 106)

In der oberen Abbildung (A) verändern die Muskelfasern bei einer langsamen, konventionellen Bewegung (z.B. Fahrradfahren) deutlich ihre Länge, währenddessen die Ausdehnung der faszialen Strukturen kaum

variiert. Bei einer federnden, schwingenden Bewegung hingegen (z.B. Gehen) wie in (B) dargestellt, verlängern und verkürzen sich die Faszien elastisch, während die Muskelfasern isometrisch kontrahieren (vgl. Schleip 2016: 106).
Schlussfolgernd kann gesagt werden, dass Faszien Bewegungsenergie speichern und freisetzen können. Das Training von diesen Strukturen kann dazu führen, dass schnelle Bewegungen weniger Muskelenergie verbrauchen und dadurch die Faszienelastizität genutzt wird.

5. Analyse von Training und Therapie der Faszien

Im vorangegangenen Methodenabschnitt der Bachelorarbeit wurden verschiedene Möglichkeiten der Einflussnahme auf die Faszien aufgezeigt und evidenzbasiert durch Studien belegt. Des Weiteren wurden wissenschaftliche Erkenntnisse der Faszienphysiologie dargestellt, auf dessen Basis die Entwicklung und Analyse der folgenden Trainingsprinzipien beruht. In diesem Kapitel werden außerdem die in 4.2.1 belegte Therapie des SMR detaillierter beschrieben und mit den wissenschaftlichen Ergebnissen in Bezug gesetzt.

5.1 Trainingsprinzipien

Das Ziel eines Faszientrainings ist die Anregung der Fibroblasten, um einen bindegewebigen Umbau zu fördern und eine strukturelle Crimp-Form der Faszien aufrecht zu erhalten oder wieder herzustellen. Durch den Katapult-Effekt wird deutlich, dass nur dynamische Dehnungen, elastische Federungen und schnelle, schwungvolle, oszillierende Bewegungen in multivektoralen Winkeln einen Effekt auf die Faszie ausüben. Der Muskel soll dementsprechend unter gleichzeitiger Dehnung dynamisch aktiviert werden. Diese Aspekte berücksichtigen die folgen Trainingsprinzipien und demonstrieren die praktische Umsetzung.

- *Die vorbereitende Gegenbewegung*

  Um die Energie der Bewegung zu vergrößern, wird bei diesem Prinzip der Katapult-Effekt genutzt. Vor der Hauptbewegung beginnt die Ausführung mit einer Vordehnung in die Gegenrichtung. Als Beispielübung dient „das fliegende Schwert“:

(A) Durch Anteversion der Arme und Extension des Oberkörpers wird die Körperachse nach hinten-oben verlängert und die oberflächliche Frontallinie in Vorspannung gebracht.

(B) Die Energie wird aus der Vordehnung in Gegenrichtung freigesetzt und der gesamte Oberkörper schwingt mit dem Gewicht nach vorne-unten durch.

(C) In dieser Position werden die Arme und der Oberkörper kurz und dynamisch noch weiter in die Flexion gebracht. Dasselbe Prinzip der Vorspannung ermöglicht dann die Aufrichtung in die Ausgangsstellung. Die Rückenfaszie nutzt dabei die elastische Rückfederung für eine geschmeidige, effiziente, dynamische Bewegungsausführung.

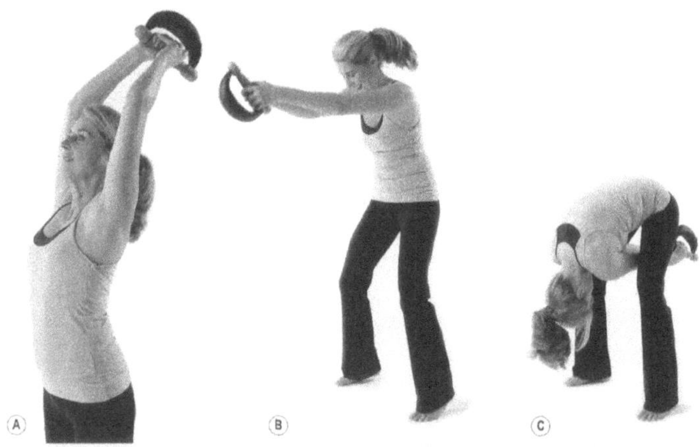

Abb. 17: Das fliegende Schwert (Schleip, Müller 2016: 118)

Bei dieser Übung soll die Bewegung aus der Energie der freigesetzten Vorspannung der Fascia thoracolumbalis erfolgen. Die Rückenmuskeln sollen beim Aufrichten nur eine leichte isometrische Arbeit ausführen. Damit dieses Prinzip optimal umgesetzt werden kann und die Faszien trainiert werden, müssen der Schwung und der Zeitpunkt des Rückfederns abgestimmt sein. Durch diese fließende Eigendynamik entsteht eine mühelos elastische Bewegung (vgl. Schleip, Müller 2016: 115 ff.).

- *Das Ninja-Prinzip*

Die Ausführung einer Bewegung soll bei dem Ninja-Prinzip möglichst geschmeidig, sanft und lautlos erfolgen. Ruckartige Bewegungen sind zu vermeiden. Der Bewegungsfluss soll auch bei einem Richtungswechsel weich und mit einer linearen Beschleunigung in die neue Richtung durchgeführt werden.

Übungsbeispiel:

Der Trainierende steht ca. einen Meter parallel von der Wand entfernt. Mit einer Gesamtkörperspannung verlagert der Proband das eigene Gewicht nach vorne und versucht sich lautlos an der Wand abzufangen und sofort wieder in die Ausgangsposition zu drücken. Das elastische Federn der Hand-, Ellenbogen- und Schultergelenke, sowie die fließende Kontinuität in der Bewegung sind bei der Ausführung zu beachten.

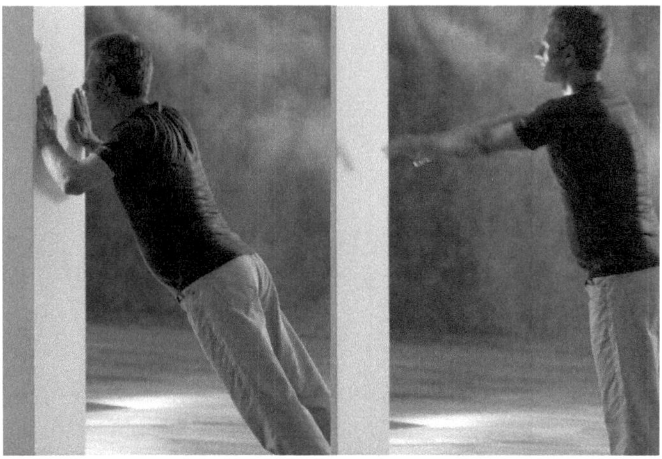

Abb. 18: Trainingsbeispiel: Elastische Federungen an der Wand (Müller, Schleip 2011: 5)

Auch bei dieser Übung ist der Katapult-Effekt die Lösung zu einem sanften Anfangen an der Wand und einem starken, fließenden Abstoßen von dieser. Während des Aufpralls der Hände an der Wand sollte ein gebündelter Kraftimpuls über den Arm nach vorn geschickt werden. Durch Beugen aller Gelenke der oberen Extremität werden die Faszien in der myofaszialen Leitbahn energetisch vorgespannt. Die explosivartige Freisetzung ermöglicht dann das nach hinten schnellen des gesamten Körpers (vgl. Müller, Schleip 2011: 5 f.).

- *Dynamische Dehnung*

  Der Bereich der Dehnung ist bei dem Faszientraining besonders wichtig. Um die bindegewebigen Strukturen anzusprechen, sind jedoch lange Dehnlagen ungeeignet. Die Dehnpositionen werden über elastische, dynamische Bewegungen eingenommen und durch federndes Hineinwippen innerhalb der Dehnspannung ausgeführt.

  Übungsbeispiel „Die Katze":

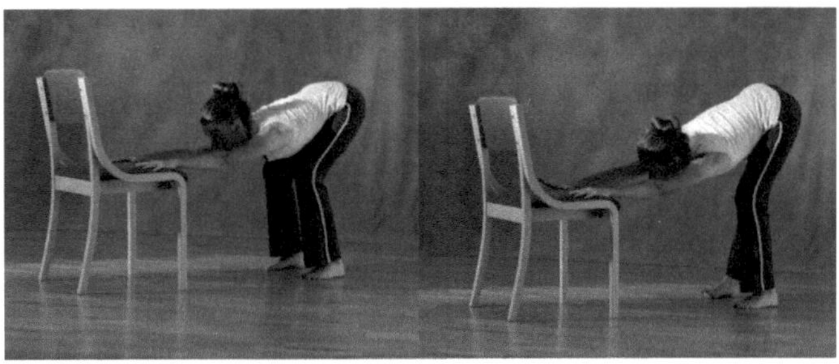

Abb. 19: Trainingsbeispiel: Der große Katzenstretch (Müller, Schleip 2011: 6)

Die Ausgangsposition ist der hüftbreite, gebeugte Stand ca. einen Meter vom Stuhl entfernt. Die Hände liegen locker auf der Sitzfläche, wobei das gesamte Gewicht auf den Beinen ruht. Besonders wichtig sind der gerade Rücken und die aktivierte Bauchmuskelspannung, um ein Hohlkreuz zu vermeiden. Die Übungsausführung beginnt mit der Extension des rechten Knies. Dabei verdreht sich der Oberkörper und der Körperschwerpunkt verlagert sich nach links. Die rechte Hand wird nun gespreizt und schiebt sich auf der Sitzfläche nach vorn. Bei dieser Bewegung sollte eine Dehnung der selbigen Seite zu spüren sein. Nach einer kurzen Entspannung in der ASTE wird der Vorgang mit der linken Körperhälfte wiederholt. Die Übung kann variiert werden, indem der Rücken zum „Katzenbuckel" geformt wird. Durch diese Haltungsänderung wird die Fascia thoracolumbalis der Lende optimal dynamisch mobilisiert (vgl. Schleip, Bayer 2015: 130 f.).

Die Muskeln und das umschließende Gewebe sollte vorher aufgewärmt und gut durchblutet sein, um eine weiche, oszillierende Bewegungsausführung zu gewährleisten. Des Weiteren können verschiedene Übungen schnell und langsam durchgeführt werden. Die schnelle, federnde Dehnung lässt sich gut mit dem ersten Prinzip der vorbereitenden Gegenbewegung kombinieren, wodurch gleichzeitig eine energetische, isometrische Bewegung trainiert wird. Langsame, dynamische Dehnungen orientieren sich an dem Verlauf der myofaszialen Leitbahnen. Durch multidirektionale Gelenkpositionen wird der Körper in eine spiralförmige, verdrehte Dehnlage geführt. Infolgedessen entsteht eine globale Faszienanregung nach dem Tensegrity-Modell, sowie eine lokale Dehnungsaktivierung unterschiedlicher Körperzonen (vgl. Schleip, Müller 2016: 120 ff.).

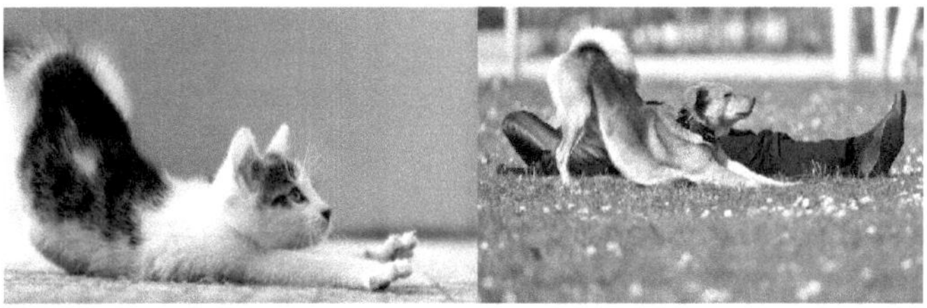

Abb. 20: Aktives Dehnen aus dem Tierreich (eigene Darstellung)

Auch Katzen und Hunde nutzen instinktiv die Dehnspannung, um nach einer Ruhepause ihre Muskeln und Faszien zu aktivieren. Es ist keine passive, sondern eine aktive Dehnung mit Muskelkontraktion. Der Mensch sollte dementsprechend genauso seinen instinktiven Bewegungs- und Streckimpulsen folgen (vgl. Stechmann 2016: 18 f.).

- <u>Propriozeptives Refinement</u>

  In dem Faszialgewebe lokalisiert sich eine Vielzahl von Rezeptoren. Die Tiefensensibilität entsteht, wie in 3.2.3 erläutert, durch die Informationsgabe der Sehnen, Bänder, Gelenkskapseln und Muskelhüllen. Durch diese Fähigkeit hat der Mensch eine eigene Körperwahrnehmung. Diese Wahrnehmung kann man trainieren, denn ohne sensorisches Feedback ist der Mensch bewegungsunfähig. Das Prinzip des Propriozeptiven Refinements zielt auf die Erhöhung der Wahrnehmungskapazität des Bindegewebes ab. Diese Intension kann durch variable Stimuli erreicht werden. Mit abwechslungsreichen Bewegungsqualitäten, unterschiedlichen Gewichten und verschiedenen Körperpositionen wird die Eigenwahrnehmung im Faszientraining geschult. Besonders bei Rückenschmerzen, Narben und strukturell eingeschränktem Gewebe liegt der Behandlungsschwerpunkt auf dem Fascial Refinement. In diesen Fällen spürt der Patient nur den Schmerz und die Einschränkung, wodurch eine geschmeidige, energieeffiziente Bewegung behindert wird. Als Übungsbeispiel können bekannte PNF-Diagonalen angeführt werden, wobei die Gelenke einer Extremität in sämtlichen Bewegungsrichtungen sensomotorisch aktiviert werden (vgl. Müller, Schleip 2011: 6 ff.).

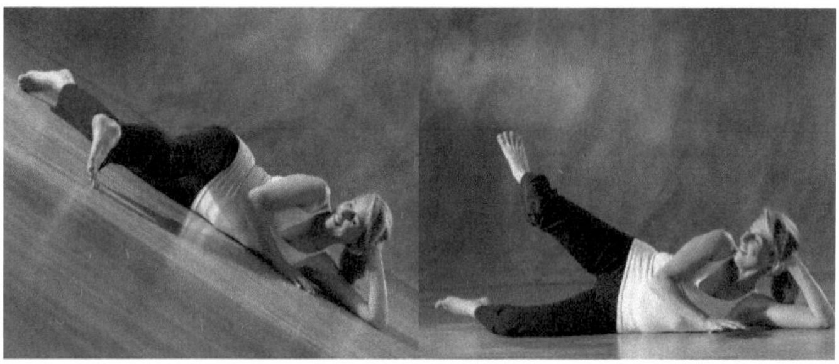

Abb. 21: Trainingsbeispiel: Tintenfisch-Tentakel (Müller, Schleip 2011: 7)

Das vorgestellte Faszientraining soll kein Ersatz zum neuromuskulären oder kardiovaskulären Training sein. Der Aufbau von kräftigen, gelenkstabilisierenden Muskeln ist genauso wichtig wie die Aneignung einer ausdauernden Herz-Kreislauf-Kondition. Diese Übungen können eher als Ergänzung zum Flexibilitäts- und Beweglichkeitstraining gesehen werden. Des Weiteren können Energiepotentiale des myofaszialen Systems verbessert werden und so einen Leistungsanstieg bewirken. Wichtig für eine langfristige Verbesserung ist außerdem die Kontinuität im Faszientraining, da die Neustrukturierung des Gewebes einige Monate andauert.

5.2 SMR – Self Myofascial Release

Nicht nur durch aktive Übungen werden die Faszien trainiert, sondern auch mit einer passiven Therapie beeinflusst man das Gewebe. Die positiven Effekte des SMR sind in den oberen Abschnitten der Arbeit schon durch zwei repräsentative Studien belegt worden. Um die Wirkungsweise dieser Methode genauer zu erklären, befasst sich dieses Kapitel mit der physiologischen Analyse der Therapie.

Das Self Myofascial Release bedeutet übersetzt die selbstständige Muskel-Faszien-Gewebelösung. Mit verschiedenen Hilfsmitteln, z.B. Schaumstoffrollen, Tennisbällen oder Massagehölzern, wird das Bindegewebe bearbeitet. Im Sinne der Tensegrity-Zusammenhänge der Faszien sollte diese Therapie sich an den myofaszialen Leitbahnen orientieren und korrespondierende Körperbereiche beim Rollout nacheinander behandeln. Die physiologische Grundlage des SMR bildet die schwammähnliche Beschaffenheit und Ernährungsweise des Bindegewebes. In der 4.2.4 dargestellten Studie ist der direkte Zusammenhang zwischen der Faszienelastizität und Wasserversorgung aufgezeigt.

Die *dynamische Hydratation der Grundsubstanz* kann als ein weiteres Therapieprinzip der Faszien gelten und beschreibt diese Korrelation. Wie in den Anatomieabschnitten der Litertaturarbeit beschrieben, bestehen die meisten Faszien zu einem sehr hohen Prozentsatz aus Wasser. Durch mechanische Kompression (passiv) oder kinetische Verlängerung (aktiv) wird in den belasteten Regionen das Wasser aus der Matrix verdrängt und die Faszie je nach Ausmaß des Reizes segmental dehydriert. Nach dem Abklingen der Belastung füllt sich die Grundsubstanz wieder mit Wasser aus den umliegenden Kapillaren. Eine gut versorgte Faszie kann sich externen Anforderungen flexibel anpassen und befindet sich im ständigen Austausch mit dem umgebenden Gewebe. Alltägliche Bewegungen nutzen nur einen kleinen Teil der Bewegungsgrade in den Gelenken. Einige Faszialstrukturen werden dadurch nicht entwässert und somit unterversorgt. Die Ernährung und Rehydrierung findet dort nur schwach statt, wodurch die Faszie „verfilzt“ und schneller Crosslinks bildet (vgl. Klinger, Schleip 2016: 20 f.). Durch die ganzheitliche Vernetzung des

Bindegewebesystems im gesamten Körper spielen diese lokalen Störungen im Versorgungsfluss eine Rolle. Periphere Regionen können dann z.B. Ödeme entwickeln, weil der Abtransport von schädlichen Stoffen oder Stoffwechselendprodukten an einer zentralen Stelle gehemmt wird. Die Matrix übernimmt also die Weiterleitung von Entzündungs- oder Krankheitsstoffen aus dem lokalen Gewebe zu den Venen oder den Lymphgefäßen. Den weiteren Abtransport realisieren dann die Gefäße (vgl. Slomka 2014: 91 ff.).

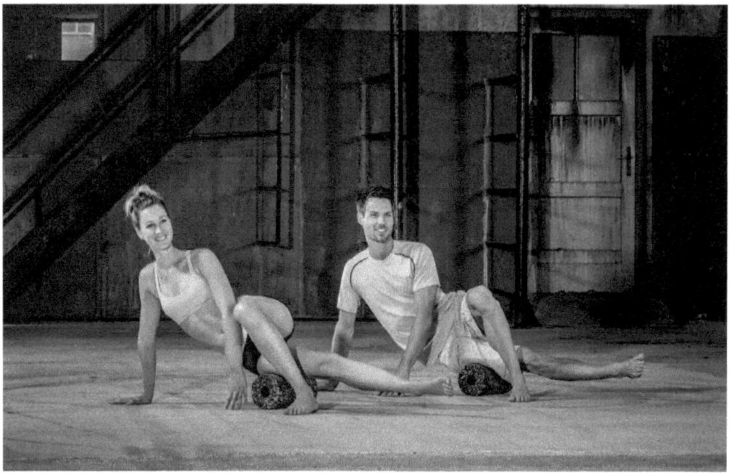

Abb. 22: Übungen I Regeneration (Blackroll AG 2016)

Das Myofascial Release kann jeder Patient z.B. mit einer Blackroll selbstständig durchführen. Dabei löst diese Technik fasziale Verklebungen und fördert die Versorgung der Muskelhüllen und Sehnen. Schmerzmediatoren und Stoffwechselendprodukte im Gewebe werden abtransportiert, wodurch ein schmelzender Schmerz beim langsamen Rollen wahrzunehmen ist. Durch diesen Prozess wird, wie in 4.2.1 untersucht, die Regeneration in dem trainierten Gewebe nach einer faszienunspezifischen Übungseinheit verbessert und der nachfolgende Muskelkater bleibt aus. Nach dem Rollout-Training ist die natürliche Durchfeuchtung der Faszien angeregt und das Gleiten der verschiedenen Gewebsschichten untereinander ist wieder möglich (vgl. Müller, Schleip 2011: 8 f.). Auch das Trainingsprinzip des Propriozeptiven Refinements ist während des SMR von fundamentaler Bedeutung. Die

Eigenwahrnehmung soll fokussiert auf den behandelten Bereich gelenkt werden, um die Sensibilität gleichzeitig zu schulen.
Abschließend ist das SMR als sinnvolle Trainingsmethode zu beurteilen und kann optimal in ein Faszientraining integriert werden.

6. Konzeptableitung für gesunde Faszien

Nachfolgend werden die theoretischen und wissenschaftlichen Erkenntnisse in einem Trainingskonzept zusammengefasst.

Adressaten des Trainingskonzepts:
Das Bindegewebe im menschlichen Körper hat einen großen Einfluss auf die flexible Beweglichkeit, die Eigenwahrnehmung und die Regeneration von Geweben. Durch ganzheitliche Vernetzungen ist das fasziale System als eigenständiges Sinnesorgan zu betrachten. Viele Krankheitsbilder des Muskelskelettsystems, Verletzungen und selbst die Symptome des Alterns kann man mit einer geeigneten Faszientherapie behandeln. Somit kann das erarbeitete Trainingskonzept auf fast alle Altersgruppen angewandt werden. Durch spezifische Übungsanpassungen sollten die Trainingsprinzipien abgewandelt werden und für Leistungssportler mit hohem Belastungsniveau, als auch für Senioren mit eher niedrigem Trainingsniveau umsetzbar sein. Das unspezifische Konzept kann in seinen Grundzügen auch auf sportartspezifisches Training moduliert werden. Dennoch soll dieses Therapieprogramm in erster Linie eine alltägliche Prävention für gesunde Faszien für jedes Klientel darstellen und zu einem höheren allgemeinen Fitnesslevel, als auch besseren Wohlbefinden verhelfen.

Ziele des Trainings:
Die Zielstellung des Konzepts beinhaltet die Entwicklung eines geschmeidigen, anpassungsfähigen und belastbaren Faszienkörpers. Durch Übungen zur Verbesserung der Beweglichkeit, der Regeneration und der Energiespeicherung der Faszien kann das globale Spannungsnetz Bewegungen effizienter und fließender ausführen. Die Körperhaltung wird verbessert und der altersbedingte Degenerationsprozess im Gewebe verlangsamt sich. Das Training soll unter diesen Gesichtspunkten das globale Zugkräftegleichgewicht im

faszialen Körpernetz wiederherstellen oder aufrecht erhalten, um Verletzungen durch Überbelastung zu vermeiden. Die Umsetzung dieser Ziele erfolgt durch die Anregung der bindegewebsspezifischen Zellen in der Faszienmatrix, welche einen strukturellen Umbau vollziehen. Da das Bindegewebe in ständiger Anpassung an äußere Reize den eigenen Auf- und Abbau beeinflusst, entsteht eine gleitfähige, netzartige, sprungfederartige, elastische Organ- und Muskelhülle. Ein weiteres Ziel des faszialen Trainings ist die Verbesserung der Körpereigenwahrnehmung. In den Faszien lokalisieren sich eine Vielzahl von Rezeptoren der Tiefen- und Oberflächensensibilität. Das „Spüren“ der Körperstrukturen, der Gelenke, der Bewegungen und selbst der Schmerzen trägt zum Optimieren der Sensibilität des eigenen Körpers bei. Zusammenfassend kann gesagt werden, dass die Harmonisierung von Körper und Bewegung das übergeordnete Ziel darstellt.

Trainingsinhalte:

Die Trainingsinhalte orientieren sich an den jeweiligen Funktionen der Faszien.

1. Dehnung: Durch dynamische, aktive Längenänderung der Sehnen und Bindegewebsstrukturen verbessern sich die mechanischen Eigenschaften. Die Faszie wird straff und widerstandsfähig (Funktion: Formen), aber zugleich auch elastisch und flexibel in der Anpassung (Funktion: Bewegen).

2. federnde Bewegung: Schwingende, oszillierende, rhythmische Bewegungen trainieren die Muskel-Faszien-Koordination. Durch das federnde Aktivieren der Sehnen erhöht sich die elastische Speicherkapazität und die Kraftübertragung zwischen den faszialen Geweben wird optimiert (Funktion: Kommunizieren). Diese Energie kann im Sinne des Katapult-Effekts zu einem effizienteren und flüssigeren Bewegungsprozess führen (Funktion: Bewegen).

3. Hydratation: Der hohe Wasseranteil und die schwammähnliche Beschaffenheit der Muskel- und Organhüllen ermöglichen die Regeneration durch Flüssigkeitsaustausch zwischen Gewebe und Gefäßen (Funktion: Versorgen). Die Umsetzung erfolgt zum einen durch mechanischen Druck und zum anderen durch kinetische Verlängerung der Faszien. Das Bindegewebe wird durchfeuchtet und gleitfähig.

4. Sensibilisierung: Die Grundsubstanz im Bindegewebe enthält viele nerval gekoppelte Rezeptoren. Der Bewegungssinn und die Tiefensensibilität werden durch die Reizvielfalt im Faszientraining stimuliert (Funktion: Kommunizieren). Der Klient entwickelt im Verlauf des Trainings eine Eigenwahrnehmung und verbessert dadurch das Körperverständnis, als auch das Wohlbefinden.

Trainingsumsetzung:

Das Training der Faszien kann auf verschiedene Weise erfolgen. Wichtig ist zu beachten, dass der Körper die Übungseinheit aufgewärmt absolviert, um Verletzungen zu vermeiden.

AKTIV: Bewegungen unter Berücksichtigung der vier Prinzipien sprechen die faszialen Strukturen an und erhöhen deren Elastizität. Die vorbereitende Gegenbewegung trainiert dabei die energetische Nutzung der Sehnen bzw. die elastische Speicherkapazität des Bindegewebes und optimiert so die Muskelarbeit. Das Ninja-Prinzip fördert die fließende Bewegungsausführung und harmonisiert die interfasziale Koordination. Im Dynamischen Dehnen werden durch schwingende, repetitive Minimalbewegungen in deiner Dehnposition des Körpers, die Fibroblasten zur Umbautätigkeit angeregt. Ein jüngeres und elastischeres Gewebebild wird moduliert. Das vierte Prinzip, das Propriozeptive Refinement richtet sich auf die Wahrnehmung des Körpers in der Bewegung und lässt die sensorischen Rezeptoren in den Faszien aktiv werden. Diese Stimuli erhöhen die Koordination und erweitern die Gelenkbeweglichkeit durch Resonanz kleinster Bewegungen.

PASSIV: Nicht nur Bewegungen halten die Faszien fit, sondern auch die gerätegestützte Therapie mit der Methode des SMR. Bei dieser Technik wird ein Hilfsmittel zur Lösung des Bindegewebes eingesetzt. Durch den Druck entsteht eine dynamische Hydratation im Gewebe und die Faszie wird ernährt. Somit fördert die Technik die Regeneration und verhilft zu einem homöostatischen Zustand im Bindegewebe. Nach einer intensiven Trainingseinheit von Muskulatur und Herzkreislauf bietet sich die passive

Selbstbehandlung an, um Stoffwechselprodukte aus dem Gewebe zu transportieren und so den „Muskel- bzw. Faszienkater" entgegenzuwirken.

Zeitliche Komponente:

Wie bei jedem Training der Leistungssteigerung sind die Kontinuität und die Frequenz von großer Bedeutung. Die kollagene Umbauphase vollzieht sich sehr langsam, denn das gesamte Bindegewebe erneuert sich innerhalb von zwei Jahren. In dieser Zeit sind ständige Trainingsreize von Nöten, um ein geschmeidiges Fasziennetz zu entwickeln. Unter diesem Aspekt sollten zwei bis drei Übungseinheiten in der Woche von einigen Minuten genügen, um die Bindegewebszellen anzuregen und die Modulation zu unterstützen. Eine Überforderung durch eine zu hohe Trainingsfrequenz oder zu schweren Gewichten ist zu vermeiden. Der Schlüssel des Faszientrainings liegt bei diesem Konzept in der Geduld und der Regelmäßigkeit. Anders als beim konventionellen Muskelaufbau bringt die Überlastung keine Leistungssteigerung, sondern einen Zusammenbruch des stabilisierenden Systems und führt dadurch zu einer Verletzung.

Kontraindikationen:

Jeder Patient kann seine Faszien trainieren. Dennoch ist zu bedenken, dass das Bindegewebssystem mit einer vorhandenen Einschränkung oder Verletzung instabil ist. Dadurch entsteht schneller eine Überbelastungssituation und kann die bestehende Läsion verschlimmern. Insbesondere bei chronisch erkrankten Menschen mit Rheuma, Entzündungen oder bei akuten Ereignissen (nach Operationen, Frakturen, offene Wunden) muss Rücksprache mit dem Arzt gehalten werden. Das Training sollte bei dieser Patientenklientel individuell angepasst werden. Des Weiteren darf beim Faszientraining kein brennender, starker, überwältigender Schmerz auftreten. Beispielsweise ist der Druck beim SMR so zu wählen, dass ein wohltuender, schmelzender Schmerz wahrzunehmen ist, der jedoch deutlich an Intensität verliert.

Kontext des Trainings:

Die Therapie von körperlichen Beschwerden orientiert sich immer mehr an ganzheitlichen Ansätzen. Motorische Fähigkeiten wie Kondition (Kraft,

Ausdauer und Schnelligkeit), als auch Koordination (Orientierung, Gleichgewicht, Beweglichkeit und Rhythmus) werden mit unterschiedlichen Übungen trainiert und ausgebildet. Das vorgestellte Faszientherapiekonzept bildet neben dem kardiovaskulären und neuromuskulären Training die Grundlage dieser Aneignung. Ein facettenreiches und dynamisches Erspüren und Bewegen des eigenen Körpers sollte in allen Übungseinheiten ein Bestandteil sein. Durch diese Implementierung lässt sich jedes Training bereichern und optimieren.

7. Zusammenfassung und Trainingssteigerung

Das Training der Muskelhüllen im Rahmen der Zugkräfteharmonisierung im Spannungsnetzwerk des Körpers stellt einen neuen Abschnitt der wissenschaftlichen Erkenntnisse dar. Die Entwicklung und Schulung des „sechsten Sinnes“ (Körperwahrnehmung) wurde noch in keinem anderen Trainingsbereich so deutlich fokussiert wie im Faszientraining. Das Erspüren in Bewegung stellt ein neues Paradigma im gesundheitsorientieren Sport dar und setzt den Schwerpunkt in der körperlichen Aktivität in neue Bezüge. Das fasziale System spielt außerdem bei der Verletzungsprophylaxe eine wichtige Rolle, da die stabilisierenden Elemente und Rezeptoren während einer Bewegung zum Bindegewebssystem zählen. Durch geduldiges und kontinuierliches dynamisches Dehnen und Beleben der Sehnen und Faszien erschafft man in ein bis zwei Jahren einen starken, flexiblen, beweglichen und leistungsfähigen Körper, der belastungsresistent bis ins hohe Alter den täglichen Anforderungen gewachsen ist.

Im Leistungssportbereich ist die Verbesserung der Explosivkraft ein übergeordnetes Ziel. Die Kombination von Geschwindigkeit und Kraft kann durch ein plyometrisches Training geschult werden. Bei dieser Form des speziellen Beschleunigungstrainings lassen sich alle Prinzipien des Konzeptes wiederfinden. Lauf-, Sprung-, Wurf- und Stoßübungen werden dabei mit einer explosiven Rückprallphase ausgeführt. In diesem Training entsteht ein „moderner Ninja-Krieger“, der präzise und lautlos Kraft entfalten und Hindernisse überwinden kann. Das Verletzungsrisiko durch die gesteigerte Intensität ist erhöht, weshalb dieses Training nur von geübten Sportlern angewandt werden sollte. Dennoch wird in dieser

Methode die Variabilität von Bewegung in Verbindung mit Kraft und Ausdauer gefordert, was die myofaszialen Strukturen auf höchstem Niveau anspricht. Das ausgearbeitete Konzept lässt sich demnach in viele Bereiche reproduzieren und kann individuell auf Sportarten oder Belastungsansprüche eingestellt werden.

Literaturverzeichnis

Bartrow, K. (2014): Blackroll. Faszientraining für ein rundum gutes Körpergefühl. Stuttgart: TRIAS.

Bauermeister, W. (2016): Faszien – Schmerzen und ihre Lösung. In: orthopress 22/1: 20.

Beardsley, C.; Skarabot, J. (2015): Effects of self-myofascial release: A systematic review. URL: http://www.bodyworkmovementtherapies.com/article/S1360-8592(15)00217-X/abstract [Stand: 06.11.2016].

Blackroll AG (2016): Übungen I Regeneration. URL: https://www.blackroll.com/de/uebungen/regeneration [Stand: 20.11.2016].

Bois, D. (2008): Das erneuerte Ich - Einführung in die Perzeptive Pädagogik. Berlin: Leutner.

Cavelius, A.; Tempelhof, S.; Weiss, D. (2015): Faszientraining: Mehr Beweglichkeit, Gesundheit und Dynamik. München: Gräfe und Unzer.

Fascia Research Congress (2006): first international fascia research congress. URL: http://www.fasciacongress.org/2007/index.htm [Stand: 24.08.2016].

Fascia Research Congress (2015): fourth international fascia research congress. URL: http://www.fasciacongress.org/2015/ [Stand: 24.08.2016].

Gordon, C.-M.; Lindner, S. M.; Birbaumer, N.; Montoya, P.; Andrasik, F. (2015a): Self-help Treatment with a Myofascial Manipulation Tool. A Randomized, Double Controlled, Standardized, Clinical Study. URL: http://www.fascia-releazer.com/?redirect=getfile.php&cmd[getfile][uid]=291 [Stand: 08.11.2016]

Gordon, C.-M.; Lindner, S. M.; Birbaumer, N.; Montoya, P.; Andrasik, F. (2015b): Correlation between Hydration and Fascia Stiffness during a Self-help Treatment with a Myofascial Manipulation Tool. A Bioimpedance Controlled, Clinical Trial. URL: http://www.fascia-releazer.com/?redirect=getfile.php&cmd[getfile][uid]=292 [Stand: 08.11.2016]

Hoffmann, M. (2013): Das myofasziale Release in der Sportmedizin. Universität Münster.

Klinger, W.; Schleip, R. (2016): Faszien als körperweites Spannungsnetzwerk: Anatomie, Biomechanik und Physiologie. In: Schleip, R.; Baker, A. (Hrsg.): Faszien in Sport und Alltag. München: Riva, 15 – 23.

Müller, D.; Schleip, R. (2011): Faszientraining – Theorie und Praxis zum Aufbau eines geschmeidig-kraftvollen Bindegewebes. In: terra rosa e-magazine 4/7: 2 – 11.

Myers, T. (2010): Anatomy Trains. Myofasziale Leitbahnen. 2. Auflage. München: Urban & Fischer.

Myers, T. (2016): Anatomische Zuglinien in Bewegung. In: Schleip, R.; Baker, A. (Hrsg.): Faszien in Sport und Alltag. München: Riva, 57 – 70.

Roosen, P.; Rosier, P.; Sercu, P.; van den Borre, K.; de Ridder, R.; Mahieu, N. (2012): The influence of a single fasciatherapy treatment (Danis Bois) on the muscle strength of young sportsmen with a subacute ankle sprain.
URL: http://www.fasciacongress.org/2012/Abstracts/77_Roosen.pdf [Stand: 02.09.2016].

Schleip, R. (2016): Fasziengewebe in Bewegung: elastische Energiespeicherung und Rückstoßdynamik. In: Schleip, R.; Baker, A. (Hrsg.): Faszien in Sport und Alltag. München: Riva, 105 – 111.

Schleip, R.; Bayer, J. (2015): Faszien-Fitness. vital, elastisch, dynamisch in Alltag und Sport. 4. Auflage. München: Riva.

Schleip, R.; Müller, D. (2016): Faszienfitness. In: Schleip, R.; Baker, A. (Hrsg.): Faszien in Sport und Alltag. München: Riva, 115 – 122.

Schmidt, U. B. (2016): Faszien-Yoga. In: paracelsus 23/3: 34 – 36.

Schwind, P. (2014): Faszien – Gewebe des Lebens. München: Irisiana.

Slomka, G. (2014): Faszien in Bewegung. Aachen: Meyer & Meyer.

Stechmann, K. (2016): Faszien selbst behandeln. Berlin: KVM.

Yudelowitz S. (2012): The tensegrity of fascia.
URL: http://www.fasciacongress.org/2012/Abstracts/4_Yudelowitz.pdf [Stand: 06.11.2016].